同仁儿童眼病手册

同仁眼科手册系列

主编　付　晶

主审　魏文斌

编者名单（以姓氏拼音为序）

艾立坤　曹绪胜　董　喆　付　晶
傅　涛　焦永红　接　英　李树宁
林　楠　刘　刚　马　燕　孙阿莉
王乙迪　王　越　魏文斌　赵国宏

人民卫生出版社
PEOPLE'S MEDICAL PUBLISHING HOUSE

图书在版编目（CIP）数据

同仁儿童眼病手册/付晶主编 .—北京：人民卫生出版社，2018
（同仁眼科手册系列）

ISBN 978-7-117-26325-2

Ⅰ. ①同… Ⅱ. ①付… Ⅲ. ①小儿疾病 - 眼病 - 诊疗 - 手册
Ⅳ. ①R779.7-62

中国版本图书馆 CIP 数据核字（2018）第 074332 号

人卫智网	www.ipmph.com	医学教育、学术、考试、健康，
		购书智慧智能综合服务平台
人卫官网	www.pmph.com	人卫官方资讯发布平台

同仁儿童眼病手册

主　　编：付　晶
出版发行：人民卫生出版社（中继线 010-59780011）
地　　址：北京市朝阳区潘家园南里 19 号
邮　　编：100021
E - mail：pmph @ pmph.com
购书热线：010-59787592　010-59787584　010-65264830
印　　刷：中农印务有限公司
经　　销：新华书店
开　　本：787 × 1092　1/32　印张：6.5
字　　数：170 千字
版　　次：2018 年 5 月第 1 版　2023 年 11 月第 1 版第 2 次印刷
标准书号：ISBN 978-7-117-26325-2/R・26326
定　　价：52.00 元

同仁眼科手册系列总序

同仁眼科手册系列丛书自初版至今，已有五年余，受到了眼科同行的广泛关注。

北京同仁医院眼科从成立至今已经有130多年的历史，是国内具有很大影响力的眼科，为国家级重点学科，首批入选国家临床重点专科。每日接诊患者3千至4千余人次，近五年年门诊量均达到90万人次以上，年手术量接近或达到7万台次。患者众多，疾病复杂多样，多年来形成了具有同仁特色的一套临床统一的诊疗规范和指南，由此同仁眼科手册系列丛书便应运而生。

同仁眼科手册系列丛书的编写旨在为临床工作提供相对统一的诊疗常规，为眼科相关检查给出准确的操作规范，以提高医疗质量及保障医疗安全。

同仁眼科手册系列丛书内容包括眼科各三级学科疾病诊疗指南、基本检查的操作方法、重要辅助检查技术规范及结果判读、常见手术要点指导等多个方面，内容丰富、涉及范围广，基本覆盖了临床眼科医生的大部分工作内容。每一本手册的编写，都由其专科团队以及相关专业内有丰富经验的一线临床工作者执笔，由一批知名专家审校，更加侧重临床实际应用，专业性高，实用性及可操作性强。同时，不同手册根据各专业的特点，内容撰写方式也各具特色，文字或图像不同程度地突出重点，简明扼要、易学好记。

　　同仁眼科手册系列丛书自出版以来,受到了广大临床眼科医生的喜爱。无论是初入临床实习的医学生,还是已经工作在岗的临床医生,在日常临床工作中,均可以借鉴手册内容来学习和巩固,提高诊疗及操作水平。

　　目前已出版的同仁眼科手册包括:《同仁眼科诊疗指南》《同仁玻璃体视网膜手术手册》(第2版)《同仁荧光素眼底血管造影手册》《同仁间接检眼镜临床应用手册》《同仁眼底激光治疗手册》。此次还增加了《同仁眼科日间手术手册》《同仁儿童眼病手册》。目前正在撰写中的还有《同仁眼科急诊手册》《同仁眼外伤手册》。当然,同仁眼科还在致力于更多专业手册系列丛书的筹备编写,请拭目以待。

　　在此对参与本手册系列丛书撰写的所有同仁以及人民卫生出版社致以诚挚的感谢和敬意! 也恳请读者对本手册提出宝贵意见。

魏文斌

2018 年 3 月

前言

许多儿童眼病对患儿及其家庭来说打击是巨大的。一部分儿童经过规范和有效的治疗后能维持较好视力；相反，如果治疗方法有较大缺陷，很可能对患儿的视觉功能和外观造成严重损害，并影响他们未来的工作和生活。与成人相比，儿童在检查过程中往往不易配合，一些儿童眼病也具有一定的特殊性，因此眼科医生在为儿童诊疗的过程中可能漏诊一些重要体征，造成诊断和治疗的困难。

近些年来随着新技术、新知识的涌现，一些儿童眼病的临床诊治也发生了变化，因此迫切需要一本对儿童眼病进行全面而简明介绍的书籍，以帮助眼科医生掌握常见儿童眼病的诊断和治疗方法，并对疑难、少见的儿童眼病也有一些了解。

北京同仁医院眼科是国家级重点学科，也是首批国家临床重点专科，经过一百多年的发展，目前已成为国内具有很大影响力的眼科。其中儿童眼病的门诊量和手术量均位居国内外前列，患儿病种丰富，病情复杂，相当多的病例为国内疑难、少见病例。同仁医院眼科较早成立了儿童眼病及斜弱视专业，诊疗方法也逐渐形成了"同仁特色"。

本书在多年的临床实践基础上，吸取国内外同行的宝贵经验，涵盖儿童眼病各个领域。本书没有过多着墨于基础理论，而是侧重于临床诊疗常规，力求简明扼要，条理清晰，具有更强的实用性和可操作性，希望对临床眼科医生有所借鉴。

随着医学基础理论认识的加深和新技术的发展，儿童眼病的诊断治疗理念也在不断变化,我们的经验也尚有不足,恳请读者斧正,并提出宝贵意见。

付 晶

2018 年 3 月

于首都医科大学附属北京同仁医院眼科中心

目录

儿童眼病概述

第一节　婴幼儿视力发育规律

婴幼儿视力发育呈现由低常到正常的动态发育过程。通常使用视觉诱发电位(VEP)、选择性观看(PL)和视动性眼球震颤(OKN)等方法来客观测定婴幼儿视力,不同年龄组婴幼儿估计视力见表1-1-1。

一般认为,足月儿视力光感,1~2周具有闭睑反应、瞳孔对光反射、无目的的眼球运动。5~6周能注意较大物体,2月龄眼球随人转动,开始出现瞬目反射,3月龄开始注视,4月龄抬头看自己手,8月龄形成稳定的固视,2岁可以追逐天上的飞机,3岁儿童视力可达0.6~0.8,4岁以上能够达到正常视力(最佳矫正视力)。

生后2个月是固视反射发育的关键时期,并开始具有双眼单视功能。生后2~3个月开始具备一定的双眼融合功能,3~4个月发育成较佳的立体视觉,5~6个月时达到相当于成人的1分视角的立体视觉。双眼视觉的发育在1~3岁达到峰值,发育一直持续到6~9岁。

第二节　儿童视力检查法

一、视力检查法

1. 6个月以下婴幼儿视力检查　注视光源,追随物体,观察瞳孔对光反射,辐辏反射及防御性眨眼反射。

2. 6~12月龄婴儿　使用不同直径小球或者视动性眼

表 1-1-1　不同年龄婴幼儿视力评估

检查方法	新生儿	2 月龄	4 月龄	6 月龄	1 岁	视力到 20/20(1.0)的年龄(月)
OKN	20/400(0.05)	20/400(0.05)	20/200(0.1)	20/100(0.2)	20/60(0.33)	20~30
PL	20/400(0.05)	20/400(0.05)	20/200(0.1)	20/150(0.13)	20/50(0.4)	18~24
VEP	20/800(0.025)	20/150(0.13)	20/60(0.33)	20/40(0.5)	20/20(1.0)	6~12

球震颤进行视力测定。

3. 12~24 月龄幼儿　此年龄段小儿注意力不集中,视力测定困难。

4. 2~3 岁幼儿　使用儿童视力表进行视力测定。

5. 3 岁以上小儿视力测定　使用儿童视力表、字母匹配视力测试法、E 字视力表进行视力检查。

二、视觉生理学及电生理学检查法

可以使用选择性观看(PL)、视觉诱发电位(VEP)等方法进行视力测定。

三、色觉检查法

可以使用彩色物体识别法来粗略了解小儿色觉,较大的孩子可以使用假同色图进行测定。

第三节　儿童视力下降的原因

一、婴幼儿视力下降的常见原因

1. 前节异常

2. 青光眼

3. 白内障

4. 视神经发育不全

5. 视神经萎缩

6. Leber 先天性黑矇

7. 全色盲

8. 先天性感染 /TORCHS

9. 皮质性视觉损害

10. 延迟的视觉成熟

11. 早产儿视网膜病变

12. X 连锁视网膜病变

13. 先天性运动性眼球震颤

14. 白化病

15. 缺损

二、后天性儿童期黑矇的常见病因

1. 先天性畸形
（1）先天性脑积水
（2）脑膨出
2. 肿瘤
3. 视网膜母细胞瘤
4. 视神经胶质瘤
5. 脑膜瘤
6. 神经系统变性性疾病
（1）大脑沉积病
（2）脱髓鞘硬化症
（3）不明原因的视神经萎缩
（4）不明原因的视网膜变性
7. 炎症
（1）大脑炎
（2）脑膜炎
（3）视神经炎
（4）脉络膜视网膜炎
8. 血液病　白血病
9. 外伤
（1）视神经或视交叉挫伤或撕脱
（2）脑挫伤
（3）脑内、蛛网膜下或硬脑膜下出血
10. 药物和中毒
（1）铅
（2）奎宁
（3）甲醇

第四节　白瞳症

白瞳症是指"白色瞳孔"，其鉴别诊断包括：
1. 视网膜母细胞瘤
2. 永存原始玻璃体增生症

3. 早产儿视网膜病变

4. 白内障

5. 脉络膜视网膜缺损

6. 葡萄膜炎

7. 弓蛔虫病

8. 先天性视网膜皱襞

9. Coats病

10. 玻璃体积血

11. 视网膜发育异常

12. 其他肿瘤(错构瘤、脉络膜血管瘤等)

第五节　眼球发育规律

一、眼球的生长

　　眼球的生长主要发生在1岁以内。眼轴的生长分三个阶段:生后6个月以内是第一个阶段,快速生长期,眼轴平均增长4mm;第二阶段(2~5岁)和第三阶段(5~13岁)生长缓慢,每个阶段只增长1mm。

　　角膜在生后几个月内生长迅速。出生时角膜曲率约52D,到6个月达46D,12岁达到成人类似的42~44D。出生时平均角膜直径9.5~10.5mm,在生后一年内,基本达到12mm,接近成人的水平。出生时角膜厚度0.96mm,出生后6个月平均厚度为0.52mm。

　　晶状体在生后几年内发生戏剧性的变化,使用ARK人工晶状体计算公式来衡量,新生儿的人工晶状体曲率约37D,1岁时约26D,3岁时约22D,12岁接近成人的20D。

二、屈光的变化

　　随着眼轴的增长,角膜和晶状体逐渐变扁平,屈光度随之变化。通常,出生时婴儿是远视状态,7岁以前远视缓慢轻度增长,然后开始向近视漂移,16岁时屈光状态稳定。婴幼儿常伴有散光,随年龄增长散光逐渐减小。

三、眼眶及附属器的发育

新生儿眼眶呈三面锥形,眶口圆形,眶腔较浅,随着眼球及眶内容的发育同步增大。随着眼睑发育,睑裂逐渐开大外移。新生儿的鼻泪管下端开口处为一膜状组织覆盖,在生后的发育过程中逐渐萎缩,直至消失。

四、虹膜、瞳孔和前房

由于瞳孔开大肌发育尚未完善,1 岁以内的婴儿瞳孔最小。其后至青春期,瞳孔最大。新生儿的虹膜附着点紧邻巩膜突,生后 1 年内,晶状体和睫状体向后移位,形成前房角。

五、眼压

婴幼儿眼压测定困难,不同的检测方法得出的眼压不同。婴幼儿的眼压比成人低,超过 21mmHg 即为异常。

六、眼外肌的发育

婴儿的眼外肌比成人小,新生儿的肌肉附着点距角膜缘比成人少 2mm,6 月龄时,少 1mm,20 月龄时与成人大致相当。生后即存在水平注视能力,但垂直注视能力要到 6 月龄才能健全。生后 3 个月婴儿会具有一定的集合和融合功能。

七、视网膜的发育

生后黄斑功能很差,生后发育迅速,4 岁发育基本完成。视网膜血管化由视盘开始,向周边扩展,胎龄 40 周到达锯齿缘。

第六节　小儿眼病的诊疗特点

由于小儿与成人不同的生长发育特点,眼病表现的特殊性,小儿眼病的预防、诊断、治疗,有其独特之处,愈来愈引起眼科医生的重视。

小儿出生时的视觉功能极不成熟,视力、色觉、双眼视觉、立体视觉均有待于生后的自然发育,在视觉发育敏感期内出现的病变,可能会导致严重的视力障碍,对小儿的一生产生不可挽回的影响。婴幼儿期,身心发育极不成熟,不能诉说自己的视力问题,往往靠家长偶然发现,患儿对检查及治疗手段不能很好地配合,更给小儿眼病的早期发现、早期治疗带来了很多困难。相对成年患者,婴幼儿眼病更容易合并先天发育异常及生理缺陷,这也成为小儿眼病诊疗的难点。

一、询问病史

详细询问病史,重视家长的描述,同样也要重视孩子的主诉。患儿经常不能很好地表达视力下降、视物重影等感受,如果患儿表达类似主诉,提示急性发病的过程。询问病史要注意分辨疾病是先天性的还是后天性的。

既往史和个人史要注意询问包括产前和围产期的问题,出生体重、孕周、分娩方式及早期发育状况。家族史应着重了解有无家族遗传病史。

二、查体

由于婴幼儿不能很好地配合检查,眼病的检查方法相对特殊,难度较大。

(一)建立信任

如果孩子感觉恐惧,所有的检查都不能进行,所以,进行查体前首先要获得孩子的信任,这样一切检查都会变得很容易,要和孩子建立融洽的关系。

首先,在候诊室放置一些玩具、图书,使用玩具作为注视目标进行检查。和孩子边玩儿边检查,保持一定的安全距离。一旦孩子烦躁、抵触,立刻停止检查。对大一点的孩子,询问他们的爱好、学校、家庭情况,会使孩子放松,更易于沟通。

(二)镇静与全身麻醉

对于尽力也不能配合的孩子,病情急迫必须进行详细查体,可以选择进行镇静催眠或全身麻醉。

临床上常用水合氯醛、氯丙嗪等对患儿进行镇静催眠。对 2.5 岁以上的孩子，水合氯醛经常无效，可以使用异丙酚和氯丙嗪，一旦使用镇静剂，一定要监测孩子的脉搏、血氧饱和度。对于神经系统先天异常的患儿，镇静剂经常会产生过强的反应。

全麻检查最好在手术室进行，现代麻醉技术的提高，使全麻变得很安全，吸入性麻醉剂会使眼压有一定的下降，异丙酚也有类似的作用。

（三）视力的检查

6 个月以内婴幼儿可检查单眼和双眼的注视及追随能力，6 个月 ~2 岁的婴幼儿可以通过辨认不同大小的白色小球，视动性眼球震颤及选择性观看等方法评估视力。2 岁以上可以使用儿童图形视力表及 E 字视力表等进行视力检测。

（四）眼部检查

同成人一样，能配合的儿童尽量在裂隙灯下进行检查，不能配合的儿童可以使用手电照明，必要时给予镇静剂，安静状态下进行检查。

对眼前节进行检查时，要充分固定患儿头颅和躯干四肢，用眼睑拉钩轻轻拉开眼睑，暴露眼球，用手持裂隙灯或手电照明下仔细检查。

小儿眼底检查极为重要，对患儿进行眼底检查，必须散瞳，然后应用直接或间接检眼镜进行检查。对于不能配合的患儿，眼底检查十分必要时，应在催眠或麻醉状态下进行检查。Retcam 眼底成像系统及眼底荧光血管造影技术的广泛使用，大大提高了小儿眼底检查及治疗水平。

三、治疗

婴幼儿的眼病治疗具有一定的特殊性，不仅要综合考虑小儿的生理特点，还必须取得患儿父母的配合，让患儿父母懂得用药方法及可能出现的情况，配合治疗。

（一）药物治疗

药物治疗的原则与成人相同，但是对于小儿来讲，在选用药物时，要充分考虑药物的浓度、剂量、剂型及用药途径。用药浓度尽量低,使用凝胶或眼膏等制剂,点药后压迫泪小管防止药物经鼻腔吸收引起的副作用。对于1岁以内的患儿,用药更应慎重,以防严重全身副作用的发生。

（二）手术治疗

小儿手术多为全身麻醉下进行,需要术者术前充分检查病人,熟悉病情。术前术中认真反复核对患者资料。对于年龄较小及伴有全身发育异常的患儿,要充分考虑麻醉风险,密切观察患儿生命体征。

视觉发育关键期内的患儿,眼部病变会严重影响视觉发育,一旦确诊需要手术,应尽早进行。小儿手术难度相对较大,预后差,需要有经验的医生进行手术,以减少并发症的发生。

四、小儿眼病的预后

小儿眼病由于其特殊性,预后相对较差,小儿视力发育尚未成熟,在临床治疗中要予以充分重视,关注患儿视力发育和弱视的治疗,长期随诊,及时处理并发症,提高患儿视力。

第二章

先天性角膜混浊

先天性角膜混浊主要包括：角膜巩膜化、后弹力层撕裂或者产伤，角膜溃疡或者感染，黏多糖贮积症、Peter 异常、先天遗传性角膜内皮营养不良、皮样瘤。

第一节　角膜巩膜化

【概述】

角膜巩膜化是先天性角膜发育异常，由于在胚胎发育期，中胚叶移行缺损，导致形成巩膜而非透明角膜，该病可以是常染色体显性、隐性遗传或散发病例，有报道与 22q11.2 缺损综合征有关。

【临床特征】

1. 出生时即出现角膜混浊（图 2-1-1）。

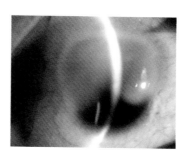

图 2-1-1　角膜巩膜化

2. 通常为双侧，但也可以是单侧。
3. 角膜混浊周边重，中央轻。

4. 可以有细小的角膜新生血管。

【鉴别诊断】

1. 后弹力层撕裂或者产伤

2. 角膜溃疡或感染

3. 黏多糖贮积症

4. Peter 异常

5. 先天遗传性角膜内皮营养不良

6. 皮样瘤

7. 青光眼

【治疗】

1. 遗传科医生会诊,检查有无相关的先天异常。

2. 如果中央角膜透明,则矫正屈光不正。

3. 如果中央视轴受累,而且眼后段相对正常,可考虑穿透性角膜移植手术。

【预后随访】

无论是否进行了角膜移植,视力的预后主要取决于是否有其他眼部或者全身异常存在。

第二节　产伤所致后弹力层撕裂

【概述】

本病发生可能与顺产胎儿通过阴道时角膜受到损伤导致后弹力层撕裂有关,也可能与使用产钳有关。

【临床特征】

1. 生后出现单侧角膜水肿或混浊。

2. 通常有眼睑肿胀和眼睑受损的痕迹。

3. 角膜水肿通常在数日内消退,可以看到后弹力层的破裂纹,通常为垂直方向条纹,不同于先天性青光眼的后弹力膜破裂的水平或弯曲的条纹。

4. 可以出现多处撕裂。

5. 可有高度散光。

【鉴别诊断】

1. 角膜巩膜化

2. 角膜溃疡或感染

3. 黏多糖贮积症

4. Peter 异常

5. 先天遗传性角膜内皮营养不良

6. 皮样瘤

7. 先天性青光眼

【治疗】

1. 后弹力层撕裂可造成高度散光,导致弱视,需要使用眼镜或者接触镜矫正屈光不正,并且要遮盖健眼。

2. 如果角膜水肿不消退,应行穿透性角膜移植手术。

【预后与随访】

视力预后取决于弱视治疗的效果。

第三节　角膜溃疡或感染

【概述】

由于先天性细菌或疱疹病毒感染所致。

【临床特征】

1. 通常伴有结膜充血和眼睑肿胀。

2. 通常为单侧。

3. 角膜混浊伴有上皮缺损及基质浸润。

4. 可能有眼睑缺损或眼睑异常。

【鉴别诊断】

1. 角膜巩膜化

2. 后弹力膜撕裂或产伤

3. 黏多糖贮积症

4. Peter 异常

5. 先天遗传性角膜内皮营养不良

6. 皮样瘤

7. 先天性青光眼

【治疗】

1. 根据病因或者致病微生物局部抗生素或抗病毒治疗。

2. 病情严重者需要联合全身治疗。

3. 药物控制不佳者需要行治疗性角膜移植术。

【预后与随访】

溃疡愈合后形成角膜瘢痕,导致视力受损。

第四节　黏多糖贮积症

【概述】

本病为先天代谢异常性疾病,由于酶缺陷引起代谢途径阻断,引起黏多糖在角膜中聚积。

【临床特征】

1. 先天性角膜雾状混浊。

2. 伴有全身异常,如五官发育异常、智力障碍、发育缓慢、耳聋等。

【鉴别诊断】

1. 角膜巩膜化

2. 后弹力膜撕裂或产伤

3. 溃疡或感染

4. Peter 异常

5. 先天遗传性角膜内皮营养不良

6. 皮样瘤

7. 先天性青光眼

【治疗】

1. 全身酶替代疗法

2. 骨髓移植

【预后与随访】

取决于全身疾病的严重程度和全身治疗的效果

第五节　Peter 异常

【概述】

本病为先天性疾病,可以是常染色体显性、隐性遗传或者散发,可能与 *PAX6* 基因突变有关。

【临床特征】

1. 80% 为双侧性。

2. 出生时出现中央角膜白斑伴有虹膜前粘连。

3. 虹膜前粘连通常从虹膜卷缩轮至白斑后表面。

4. 可伴有白内障和青光眼。

【鉴别诊断】

1. 角膜巩膜化

2. 后弹力膜撕裂或产伤

3. 溃疡或感染

4. 黏多糖贮积症

5. 先天遗传性角膜内皮营养不良

6. 皮样瘤

7. 先天性青光眼

【治疗】

1. 由遗传科医生会诊,检查有无相关全身异常。

2. 如果合并有青光眼,进行抗青光眼治疗。

3. 如果视轴被遮挡,且眼后段相对正常,则在出生后数月内就应考虑穿透性角膜移植手术。

4. 如果存在白内障且影响视力,可考虑进行白内障手术。

【预后与随访】

1. 取决于前节受累情况,如果存在白内障或青光眼,则预后较差。

2. 取决于弱视治疗的效果,早期角膜移植可减少弱视发生。

第六节　先天性遗传性角膜内皮营养不良

【概述】

本病为先天性,可以是常染色体显性、隐性或散发。

【临床特征】

1. 双侧对称性角膜水肿。

2. 角膜基质水肿增厚,上皮轻度水肿(图 2-6-1)。

3. 很少伴有青光眼。

【鉴别诊断】

1. 角膜巩膜化

2. 后弹力层撕裂或产伤

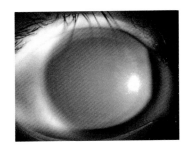

图 2-6-1　先天性遗传性角膜内皮营养不良

3. 角膜感染或溃疡
4. 黏多糖贮积症
5. Peter 异常
6. 皮样瘤
7. 青光眼

【治疗】

1. 轻度水肿可用高渗盐溶液治疗。

2. 如果角膜混浊明显,通常需要穿透性角膜移植手术,也可考虑角膜内皮移植术。

【预后与随访】

1. 取决于植片存活情况以及有无弱视发生。

2. 早期角膜移植可减少弱视发生。

第七节　角膜皮样瘤

【概述】

本病为先天性角膜发育异常,可与 Goldenhar 综合征有关。

【临床特征】

1. 角膜黄白色肿物(图 2-7-1)。

2. 多位于角膜缘,也可位于角膜中央。

3. 可含有脂肪或毛发(图 2-7-2)。

4. 眼压和角膜直径正常。

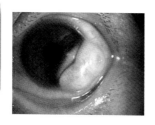 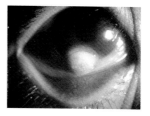

图 2-7-1　角膜皮样瘤　　图 2-7-2　角膜皮样瘤(可见毛发)

【鉴别诊断】

1. 角膜巩膜化

2. 后弹力膜撕裂或产伤

3. 角膜溃疡或感染

4. 黏多糖贮积症

5. Peter 异常

6. 先天遗传性角膜内皮营养不良

7. 先天性青光眼

【治疗】

1. 因为通常伴有散光,造成弱视,因此遮盖和屈光矫正对于治疗弱视是必需的。

2. 部分病例可通过皮样瘤切除联合板层角膜移植治疗。

3. 如果累及视轴,可行穿透性角膜移植手术。

【预后与随访】

取决于弱视治疗的效果。

第八节　角巩膜葡萄肿

【概述】

本病为前部发育异常性疾病。

【临床特征】

1. 角膜混浊膨出,眼睑不能完全闭合。

2. 可为单侧或双侧。

3. 角膜通常变薄扩张。

【鉴别诊断】

1. 角膜巩膜化

2. 后弹力膜撕裂或产伤

3. 溃疡或感染

4. 黏多糖贮积症

5. Peter 异常

6. 先天遗传性角膜内皮营养不良

7. 先天性青光眼

【治疗】

1. 通常需要行眶内容摘除术或眼球摘除术。

2. 部分患者可考虑角巩膜移植术。

【预后与随访】

视力预后差。

第九节　肝豆状核变性(Wilson 病)

【概述】

肝豆状核变性(Wilson 病)是由于多位点突变或者是编码 B 多肽的基因突变,Cu^{2+} 转运酶和 ATP 酶的 DNA 缺失所引起的常染色体隐性遗传病。多为染色体 13q14.3-q21.1 缺失造成,血浆铜蓝蛋白水平下降导致铜转运能力下降,铜沉积在肝脏和肾脏中以及大脑和角膜后弹力层。

【临床特征】

1. 肌肉僵硬,震颤,不自主震颤(类似帕金森病)。

2. 语言障碍以及痴呆。

3. 在后弹力层平面有棕黄色色素环沉着(Kayser-Fleischer 环)。

4. 色素沉积通常始于角膜 12 点和 6 点方位,可逐渐发展累及角膜全周。

5. 色素环可有数毫米宽。

【鉴别诊断】

1. 儿童肝内胆汁淤积

2. 胆汁性肝硬化

3. 慢性活动性肝炎

【治疗】

1. D-青霉胺(通过螯合铜离子)

2. 二巯基丙醇

3. 低铜饮食

4. 肝移植

有效全身治疗后,K-F环可逐渐消失。

【预后与随访】

取决于全身治疗的效果。

第十节　眼睑单纯疱疹病毒感染

【概述】

由于单纯疱疹病毒1型或2型感染所致,通常为后天性,眼部感染可累及眼睑、结膜和角膜。

【临床特征】

1. 通常为单侧。

2. 眼睑或眼周疱疹样损害。

3. 透明囊泡,基底为红斑样改变。

4. 疱疹可形成结痂。

5. 受累侧通常有耳前淋巴结肿大。

6. 结膜受累可导致结膜充血和眼睑肿胀。

7. 可伴有角膜树枝样病变,荧光素染色后裂隙灯钴蓝光下更易观察。

8. 可以复发。

【鉴别诊断】

带状疱疹病毒性眼炎:皮疹不越过中线。

【治疗】

1. 局部和(或)全身抗病毒治疗(阿昔洛韦或更昔洛韦)。

2. 对于复发的患者,建议长期口服抗病毒药物预防性治疗。

【预后和随访】

有效抗病毒治疗后,预后较好。

第十一节　单纯疱疹病毒导致的角膜上皮病变

【概述】

由于单纯疱疹病毒 1 型或 2 型感染所致,既往多有单纯疱疹病毒感染病史,通常为单侧。

【临床特征】

1. 眼部刺激症状。

2. 角膜上皮树枝样病变,末端膨大(图 2-11-1)。

3. 可形成地图样溃疡(图 2-11-2)。

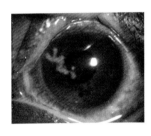

图 2-11-1　单纯疱疹病毒性树枝状角膜炎

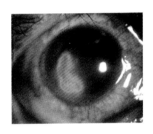

图 2-11-2　单纯疱疹病毒性地图状角膜溃疡

4. 树枝边缘上皮水肿,荧光素染色着色明显。

【鉴别诊断】

1. 细菌性角膜溃疡

2. 真菌性角膜溃疡

3. 棘阿米巴性角膜炎

【治疗】

1. 局部和(或)全身抗病毒治疗(阿昔洛韦或更昔洛韦)。

2. 如出现明显畏光或葡萄膜炎,考虑睫状肌麻痹剂。

3. 局部清创,刮除受累上皮。

【预后与随访】

较好,可留有浅层角膜混浊。

第十二节　单纯疱疹病毒性角膜基质病变

【概述】

由于单纯疱疹病毒 1 型或 2 型感染所致,由病毒复制以及病毒抗原引起的免疫反应,既往单纯疱疹病毒感染病史。

【临床特征】

1. 眼红,眼疼。

2. 畏光,流泪,视力下降。

3. 盘状角膜炎(图 2-12-1)。

4. 基质盘状混浊。

5. 上皮完整。

6. 轻度前房反应。

7. 常见 KP。

8. 角膜基质炎(图 2-12-2)

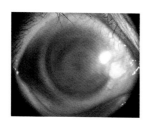 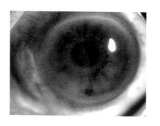

图 2-12-1　单纯疱疹病毒盘状角膜炎

图 2-12-2　单纯疱疹病毒性角膜基质病变

(1) 多灶或弥漫性角膜基质浸润。

(2) 角膜新生血管或鬼影血管。

【鉴别诊断】

1. 单纯疱疹病毒感染导致的角膜上皮病变

2. 睑缘炎相关角膜病变

【治疗】

联合抗病毒药物和激素治疗。

【预后与随访】

反复发作可导致角膜混浊进行性加重。

第十三节　带状疱疹病毒性眼炎

【概述】

本病为来自脑神经节的潜伏的带状疱疹病毒活化所致,多见于老年人,也可发生于进行过水痘病毒免疫接种的儿童及免疫缺陷患者。

【临床特征】

1. 单侧疱疹样损害,伴有疼痛(图 2-13-1)。

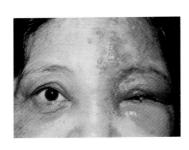

图 2-13-1　带状疱疹病毒性眼炎

2. 之前可有疼痛或神经痛。

3. 皮疹通常不超过中线。

4. 可发生结膜炎,角膜上皮假树枝样改变,盘状角膜炎以及葡萄膜炎。

5. 在皮肤损害发生数日至数周后才出现角膜病变和葡萄膜炎。

【鉴别诊断】

单纯疱疹病毒感染:皮疹可越过中线。

【治疗】

1. 皮肤损害发生的 4 天内,给予全身抗病毒治疗。

2. 必要时使用止痛药物。

3. 使用抗病毒药物和润滑剂治疗结膜炎和角膜假树枝样损害。

4. 局部使用糖皮质激素治疗盘状角膜炎和葡萄膜炎。

【预后】

较好,可留有皮肤及角膜瘢痕。

第十四节　水痘病毒眼部感染

【概述】

本病为水痘病毒原发感染所致,可引起弥漫性疱疹损害,累及皮肤和黏膜。

【临床特征】

1. 结膜疱疹和溃疡。

2. 少数情况下可发生浅层点状角膜炎,不伴有末端膨大的角膜树枝样病变或盘状角膜炎。

3. 可伴有短暂轻度前葡萄膜炎,但也可引起持续性葡萄膜炎。

【鉴别诊断】

单纯疱疹病毒感染,皮肤损害不越过中线,角膜可发生末端膨大的上皮病变。

【治疗】

1. 结膜炎为自限性。

2. 局部点用抗生素预防继发性细菌感染。

【预后与随访】

较好,通常不遗留结膜或角膜瘢痕。

第十五节　春季角结膜炎

【概述】

本病最常见病因为季节性过敏,反复发作。

【临床特征】

1. 眼红,眼痒。

2. 黏性分泌物。

3. 角膜缘散在的灰白色结节,结节的白色中心是嗜酸性粒细胞浸润(Horner-trantas 点)。

4. 结节可相互融合。

5. 结节相应部位结膜充血。

6. 通常为双侧,但受累程度可不对称。

【鉴别诊断】

1. 边缘性角膜炎

2. 巨乳头性结膜炎

3. 急性结膜炎

【治疗】

1. 局部应用抗组胺药物和肥大细胞稳定剂。

2. 通常需要局部使用糖皮质激素,但要短期应用,同时注意监测激素副作用。

3. 口服抗组胺药物并避免接触可能的过敏原。

【预后与随访】

较好,反复发作可导致结膜瘢痕和角膜缘瘢痕形成。

青　光　眼

第一节　婴幼儿型青光眼

【概述】

婴幼儿型青光眼(原发性先天性青光眼的一种类型)是指在 3 岁之前发病的不合并眼部和其他全身异常的青光眼。出生后即发生的青光眼称为先天性青光眼。

【临床特征】

1. 一般双眼发病。单眼发病的只占大约 25%。

2. 典型的三联征为：畏光,流泪,眼睑痉挛。

3. 角膜的改变,表现为角膜水肿混浊(图 3-1-1),角膜 Habb 纹(角膜后弹力层断裂造成)(图 3-1-2),角膜缘扩张。

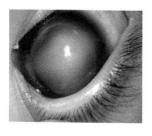

图 3-1-1　角膜水肿,角膜直径扩大

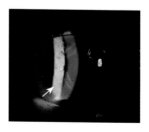

图 3-1-2　Habb 纹

4. 眼压升高。

【鉴别诊断】

先天性角膜营养不良

【治疗】

1. **药物治疗** 是治疗先天性青光眼在等待手术前的临时治疗方法,常用的药物有碳酸酐酶抑制剂(局部和全身使用)、β受体阻滞剂和前列腺素类药物。

2. **手术治疗** 目前可选择的手术方式有房角切开术和小梁切开术。

【预后与随访】

术后随访是非常重要的。在手术控制眼压后,还需要对患儿进行弱视训练,以达到提高患者视功能的目的。

第二节 青少年型青光眼

【概述】

青少年型青光眼特点和原发性开角型青光眼相似,但是病情进展较原发性开角型青光眼重。发病年龄在3~30岁。

【临床特征】

1. 部分患者无明显症状,进行性近视加重。

2. 部分患儿由于眼压超过40mmHg出现头痛,雾视而就诊。

3. 眼压升高。

4. 房角开放。

5. 眼底特征性视神经损伤和视野改变。

【鉴别诊断】

1. 葡萄膜炎继发青光眼

2. 眼前节发育异常继发青光眼

3. 激素继发青光眼

4. 外伤继发青光眼

【治疗】

1. 伴有眼底和视野早期损害的原发性先天性青光眼(青少年型青光眼)可采用药物治疗。可选择前列腺素类药物、碳酸酐酶抑制剂,慎用β受体阻滞剂,禁用α受体激动剂。

2. 药物控制眼压不理想的患者和眼底、视野损害严重的患者需要手术治疗。手术可选择小梁切除术、引流阀植入术。

第三节 Axenfeld-Rieger 综合征

【概述】

Axenfeld-Rieger 综合征是一组角膜、虹膜和房角发育异常的疾病,部分患者合并面部和其他全身发育异常。大约 50% 患者会发生青光眼。

【临床特征】

1. 青光眼发生于 3 岁之前的患儿的症状类似于原发性先天性青光眼婴幼儿型。

2. 视力下降。

3. 瞳孔的异常。

4. 明显的后胚胎环,虹膜周边或中周部跨过 Schwalbe 线前粘连于角膜,瞳孔移位或多瞳,虹膜基质萎缩(图 3-3-1)。

5. 全身发育异常 包括牙齿发育异常,如牙齿缺失、小牙齿等(图 3-3-2),其他发育异常包括身材短小,精神问题,空蝶鞍综合征,耳聋和智力发育障碍。

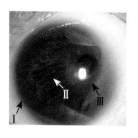

图 3-3-1 A-R 综合征前节照片。Ⅰ:后胚胎环;Ⅱ:虹膜基质萎缩;Ⅲ:虹膜前粘连

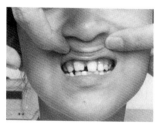

图 3-3-2 A-R 综合征牙齿发育异常

【鉴别诊断】

虹膜角膜内皮综合征

【治疗】

1. 药物使用主要以房水抑制剂为主。

2. 3 岁以内患儿可选择小梁切开术,3 岁以上患儿可选择小梁切除术。

第四节　先天性无虹膜合并青光眼

【概述】

先天性无虹膜是眼前节发育异常,表现为部分或全部虹膜缺失。部分患者合并发生青光眼。

【临床特征】

1. 发生在 3 岁以内的青光眼表现类似于原发性先天性青光眼婴幼儿型。

2. 角膜水肿混浊,角膜 Habb 纹,角膜缘扩张。

3. 部分或全部虹膜缺失(图 3-4-1)。

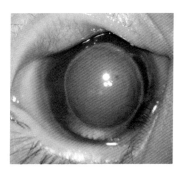

图 3-4-1　先天性无虹膜

4. 眼压升高。

5. 眼底检查可发现视杯扩大。

【鉴别诊断】

1. 先天性角膜营养不良

2. A-R 综合征

【治疗】

1. 药物治疗参考原发性先天性青光眼婴幼儿型。

2. 可选择外路小梁切开术,也可以选择小梁切除术,或者两者联合。

【预后与随访】

术后需要长期随访。

第五节 Sturge-Weber 综合征

【概述】

患儿出生后患有颜面部血管瘤,颜面部血管瘤同侧眼发生青光眼。

【临床特征】

1. 患儿出生后颜面部有血管瘤,累及眼睑,同侧或双侧角膜直径大,角膜发灰或发白。

2. 部分患儿具有三联征:畏光,流泪,眼睑痉挛。

3. 早发型患儿具有原发性先天性青光眼婴幼儿型的体征:如角膜水肿混浊,角膜 Habb 纹,角膜缘扩张,眼压升高,眼底视杯扩大,同时患眼同侧颜面部可见血管瘤(图 3-5-1)。

4. 迟发型患儿类似于原发性先天性青光眼青少年型,表现为眼压升高,眼底视神经青光眼特征性改变和视野改变。

5. 部分患儿会观察到脉络膜血管瘤。眼部超声彩色多普勒检查对于发现脉络膜血管瘤非常有意义。

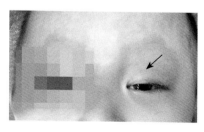

图 3-5-1 Sturge-Weber 综合征。箭头所指为眼睑颜面部血管瘤

【鉴别诊断】

1. 原发性先天性青光眼婴幼儿型

2. 原发性先天性青光眼青少年型

【治疗】

1. 可选用前列腺素类药物，碳酸酐酶抑制剂。

2. 由于巩膜表层静脉压升高，小梁切除术后容易发生脉络膜脱离，因此较小的患儿，术后如果不能够进行加压包扎，一旦出现脉络膜脱离处理起来非常困难。外路经巩膜睫状体光凝是可以选择的一个方法。

第六节　先天性色素膜外翻

【临床特征】

1. 发生在 3 岁之前的先天性色素膜外翻合并青光眼患儿具有先天性青光眼婴幼儿型的临床症状。

2. 3 岁以后发病的患儿的症状类似于先天性青光眼青少年型，有时无明显症状，表现为近视发展较快，在验光配镜时发现视力不能提高而到医院就诊。

3. 眼压升高，角膜扩张和角膜水肿，眼底视神经损害。

4. 瞳孔缘色素膜明显外翻(图 3-6-1)。

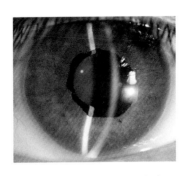

图 3-6-1　先天性瞳孔缘色素外翻

【鉴别诊断】

1. 先天性角膜营养不良

2. 其他原因导致虹膜新生血管造成瞳孔缘色素外翻的疾病

【治疗】

1. 药物治疗的选择同先天性青光眼婴幼儿型患者。

2. 小梁切开术或小梁切除术。

第四章

虹 膜 异 常

第一节 瞳孔区上皮性囊肿

【概述】

本病通常为先天性,也可由于使用胆碱酯酶抑制剂眼药水引起,极少为遗传性。

【临床特征】

1. 受累眼瞳孔缘色素性囊肿。

2. 囊肿内部非透明(与虹膜基质囊肿不同)。

3. 通常保持稳定,很少增大。

【鉴别诊断】

1. 虹膜基质囊肿

2. 睫状体囊肿

3. 虹膜黑色素瘤

【治疗】

1. 很少需要治疗,通常保持稳定或者缓慢消失。

2. 如果影响视力,可考虑手术切除。

3. 由于使用胆碱酯酶抑制剂眼药水引起的瞳孔边缘囊肿,可每天使用 2.5% 的苯肾上腺素眼药水预防。

【预后与随访】

1. 预后好,极少需要治疗。

2. 并发症包括囊肿破裂形成虹膜色素、青光眼,以及囊肿自发性脱落。

3. 如果需要治疗,可单纯切除或使用 YAG 激光切开。

第二节　先天性无虹膜

【概述】

　　本病为双侧虹膜发育不全,残余虹膜位于周边,与染色体 11p13 上的 *PAX6* 基因有关,常伴有中心凹发育不全、眼球震颤、青光眼、视神经发育不全、白内障以及角膜血管翳,可以为常染色体显性、常染色体隐性遗传或者散发,2/3 的儿童患者父母也存在异常。本病散发的患者发生 Wilms 肿瘤的概率增加,WAGR 综合征(Wilms 瘤,无虹膜,泌尿生殖器发育不全,智力缺陷)是由于共同的基因缺陷所致。

【临床特征】

　　1. 畏光。

　　2. 虹膜缺失(图 4-2-1)。

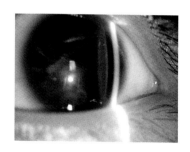

图 4-2-1　先天性无虹膜

　　3. 视力低下(通常低于 0.2)。

　　4. 眼球震颤。

　　5. 角膜血管翳。

　　6. 斜视。

　　7. 白内障。

　　8. 晶状体异位。

　　9. 青光眼。

【鉴别诊断】

　　其他的导致瞳孔散大的原因(如药物性、Aide 瞳孔)。

【治疗】

1. 遗传科医生会诊。

2. 筛查有无 Wilms 肿瘤(包括腹部超声,每 3 个月 1次,直到 7~8 岁)。

3. 筛查有无青光眼并进行治疗。

4. 如存在明显白内障,可进行手术。

5. 矫正屈光不正。

6. 使用偏光眼镜减轻眩光和畏光。

【预后与随访】

取决于眼部状况以及是否合并全身异常。

第三节　布鲁什菲尔德点

【概述】

布鲁什菲尔德点(Brushfield's spots)在 90% 的 Down综合征(21- 三体)患者中都会出现,也可以在没有 Down综合征的患者中出现。

【临床特征】

1. 患者通常没有症状。

2. 虹膜前表面白色隆起点,通常位于瞳孔旁的同心环。

3. 可见虹膜组织细胞过度增生的色素减少区域,周边基质相对增生不良。

【鉴别诊断】

1. Wolfflin 结节,是由纤维组织在虹膜前层聚积所致,不同于 Down 综合征患者相似的结节。

2. 虹膜痣

3. 青年黄色瘤(JXG)

4. 虹膜乳头形成

【治疗】

无须特殊治疗。

【预后与随访】

1. 本病对视功能无影响。

2. 唐氏综合征患者功能性认知损害严重程度因人而异。

第四节 晶状体和瞳孔异位

【概述】

本病为常染色体隐性遗传,非进展性,瞳孔和晶状体向相反方向移位(瞳孔通常向鼻下移位,晶状体通常向颞上移位),晶状体虹膜隔向后移位,通常为双侧、不对称,在神经外胚叶发育过程中发生(虹膜色素上皮层,瞳孔开大肌和晶状体悬韧带受累)。

【临床特征】

1. 双侧晶状体脱位导致高度近视和散光。

2. 瞳孔不居中,非对称性(通常向鼻下方移位)。

3. 瞳孔呈裂隙状或椭圆形。

4. 85% 的患者中存在永存瞳孔膜。

5. 小球形晶状体,小瞳孔,散瞳药不容易散大。

6. 高度近视。

7. 可能伴有大角膜。

8. 白内障。

9. 虹膜透光异常。

10. 视网膜脱离。

11. 有或无球形角膜。

【鉴别诊断】

1. 导致双侧晶状体异位的其他原因,马方综合征,高胱氨酸尿症,Weil-Marchesani 综合征,硫酸氧化酶缺乏,赖氨酸过多血症。

2. 虹膜缺损

3. 瞳孔括约肌损伤

4. 瞳孔异位

5. A-R 综合征

【治疗】

1. 矫正屈光不正。

2. 治疗弱视。

3. 如果白内障明显影响视力,需要进行白内障手术。

4. 检查有无青光眼并进行相应治疗。

【预后与随访】

病情一般不进展,预后取决于治疗时机和屈光状态。弱视通常较严重,对治疗反应较差。

第五节　虹膜异色

【概述】

本病可先天或后天发生,表现为受累虹膜色素增多或缺失。后天发生的儿童虹膜色素增多包括外伤、虹膜铁质沉着、虹膜外翻综合征、慢性虹膜睫状体炎、虹膜红变、眼内手术、局部点用前列腺素类似物眼药等,眼黑色素细胞增多症或者眼皮肤黑色素细胞增多症,以及虹膜错构瘤都会引起虹膜色素增多,先天性或后天性虹膜色素缺失可由于 Horner 综合征、Fuch 虹膜异色综合征、Waardenburg-Klein 综合征、无色素性虹膜肿瘤等。

【临床特征】

1. 患者通常无症状,除非伴有眼压升高或眼内炎症。

2. 虹膜颜色异常,可能伴有解剖异常。

3. 伴有眼部黑色素沉着的患者,可表现为虹膜增厚并伴有乳头形成。

4. Horner 综合征患者常有同侧的瞳孔缩小和上睑下垂。

【鉴别诊断】

1. 儿童后天性虹膜色素增多包括外伤、虹膜铁质沉着、虹膜外翻综合征、慢性虹膜睫状体炎、虹膜红变、眼内手术、局部点用前列腺素类似物眼药等。

2. 眼黑色素细胞增多症或者眼皮肤黑色素细胞增多症,以及虹膜错构瘤都会引起虹膜色素增多。

3. 先天性或后天性虹膜色素缺失可由于 Horner 综合征、Fuch 虹膜异色综合征、Waardenburg-Klein 综合征、无色素性虹膜肿瘤等。

4. 对 Horner 综合征患者,要注意排除神经纤维瘤病,尤其是后天发病的患儿。

【治疗】

1. 对虹膜颜色异常的评估可以通过评估皮肤颜色,对侧眼颜色,以及早期照片眼睛颜色综合进行。

2. 及时诊断并治疗 Horner 综合征。

3. 如果怀疑 Waardenburg-Klein 综合征,需要进行听力检测。

4. 对于后天性虹膜色素增多的患者,需要进行影像学检查除外眼内异物以及眼内肿瘤。

【预后与随访】

预后取决于病因。

第六节　虹膜缺损

【概述】

本病通常为双侧鼻下方虹膜缺损,由于孕第 5 周胚裂闭合不全所致,可以是眼部发育异常的局部表现,如小眼球,20% 患者为常染色体显性遗传,不典型患者虹膜缺损不位于鼻下方,通常不伴有后部缺损。染色体异常,包括三体 13,4P-,11q-13r 和 18r 与虹膜缺损有关,很多综合征与虹膜缺损有关,特别是 CHARGE 综合征(眼部缺损或者中枢神经系统异常,心脏缺损,后鼻孔闭锁,生长或发育迟缓,生殖器或泌尿系统缺损,耳部异常或聋),其他综合征包括 Golz 局灶性真皮发育不良、基底细胞痣综合征、线状皮脂腺痣综合征、Klinefelter 综合征以及 Goldenhar 综合征。

【临床特征】

1. 患者通常无症状。

2. 双眼可不对称。

3. 通常可发现外观异常。

4. 视力取决于眼后部状况。

5. 鼻下方,梨形虹膜缺损(图 4-6-1)。

6. 缺损可累及睫状体,视网膜,脉络膜和视神经。在虹膜缺损部位可能有晶状体小带的缺失。

7. 同时有双侧视神经和黄斑受累的患者可出现眼球震颤。

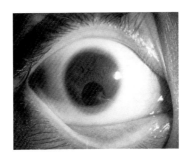

图 4-6-1 先天性虹膜缺损

【鉴别诊断】

1. 虹膜外伤

2. 虹膜切除术后

3. 瞳孔异位

【治疗】

1. 遗传科医生会诊。

2. 矫正屈光不正。

3. 佩戴有色角膜接触镜有助于解决外观问题。

4. 部分患者,尤其是单眼患者佩戴抗冲击眼镜。

【预后与随访】

1. 取决于后节受累情况。

2. 视力通常保持稳定。

3. 有视网膜脱离风险。

第七节 虹膜基质囊肿

【概述】

本病为胚胎发育过程中上皮细胞植入所致,囊肿通常含有杯状细胞。

【临床特征】

1. 通常在婴儿期就可以被发现。

2. 透明或发白的囊肿,位于虹膜前表面。

3. 虹膜前表面的上皮性囊肿可见表面血管。

4. 可随时间增大,导致视力下降、虹膜炎、角膜内皮失代偿和青光眼。

【鉴别诊断】

1. 由于外伤或者手术导致的上皮植入性囊肿

2. 虹膜实性肿物

3. 睫状体肿物

【治疗】

可行虹膜节段性切除,同时完整切除囊肿,避免由于囊肿破溃引起的虹膜炎,青光眼以及复发等并发症。

【预后】

取决于病情发展。

第八节　幼年黄色肉芽肿

【概述】

本病病因不明,主要发生于婴儿和青少年,由于非朗格汉斯组织细胞以及图顿巨细胞异常增生所致。通常单侧发生,通常发生于神经纤维瘤病 1 型的患者,视神经、视网膜和脉络膜也可受累。

【临床特征】

1. 表现为含有血管的、孤立的红色或黄色的病变,或者病变弥散导致虹膜异色。

2. 可自发性前房积血,造成视力下降、眼压升高、角膜增大、睫状充血和畏光。

3. 皮肤病变表现为黄褐色或者橘色丘疹或者结节,通常为自限性。

【鉴别诊断】

1. 白血病浸润

2. Lisch 结节

3. 布鲁什菲尔德点

4. 虹膜乳头形成

【治疗】

1. 同时有皮肤损害者进行皮肤活检确诊。

2. 没有皮肤损害者可行前房穿刺涂片检查。

3. 避免行虹膜活检,因所致出血风险高。

4. 激素局部点眼或结膜下注射可作为一线治疗。

5. 如果治疗效果不理想,可考虑放疗(剂量不超过500cGy),但要考虑其风险。

【预后】

进行及时的诊断和治疗,预后好。

第九节 Lisch 结节

【概述】

本病为孤立的蘑菇形结节,为黑色素细胞性错构瘤,发生于神经纤维瘤病 1 型患者。年龄 9 岁以内的患儿中,神经纤维瘤病 1 型患儿发生者是其他患儿的 9 倍,极少发生于神经纤维瘤病 2 型患儿。

【临床特征】

1. 结节通常不影响视力,无症状。

2. 双侧发生的,孤立的,蘑菇形结节,可发生于虹膜前表面任何部位,包括房角。

3. 绝大多数为圆形,轻度色素沉着,虹膜下方较上方更多见。

4. 由于蝶骨大翼发育不良以及眼睑丛状神经瘤的存在,神经纤维瘤病 1 型患者有时会出现搏动性突眼,表现为上睑 S 形畸形。

【鉴别诊断】

1. 虹膜痣

2. 布鲁斯菲尔德点

3. 幼年黄色肉芽肿

4. 虹膜乳头

【治疗】

检查患儿及其家庭成员有无神经纤维瘤病并进行相应治疗。

【预后】

取决于神经纤维瘤累及的部位,如有无视神经胶质瘤等。

第十节　眼黑变病

【概述】

　　本病为先天性,由于虹膜、巩膜、色素膜和邻近组织黑色素细胞增多,黑色素细胞位于巩膜深层,产生蓝灰色外观,而非褐色外观。

【临床特征】

　　1. 通常为单侧,也可双侧发生。

　　2. 除非是存在眼压升高或恶性黑色素瘤,通常没有症状。

　　3. 先天性巩膜、虹膜、葡萄膜扁平的蓝灰色色泽异常,结膜通常不受累(图 4-10-1)。

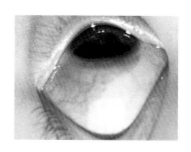

图 4-10-1　先天性眼黑变病

　　4. 眼睑皮肤也可受累,有眼睑和邻近皮肤的色素增多。

【鉴别诊断】

　　1. 眼睑先天性细胞痣

　　2. 结膜痣

　　3. 巩膜和皮肤黑变病有时与 Sturge-Weber 综合征以及 Klippel-Trenaunay-Weber 综合征有关。

【治疗】

　　1. 眼内色素增多导致发生青光眼以及恶性黑色素瘤的风险增加。

2. 每年进行青光眼和眼底检查除外色素膜黑色素瘤。

【预后】

取决于是否存在青光眼以及恶性黑色素瘤。

第十一节　永存瞳孔膜

【概述】

本病通常为虹膜发育异常,由于前部的晶状体血管膜没有完全退化所致。

【临床特征】

1. 大多数患者视力受累不明显,少数患者视力可明显受累。

2. 残膜贴附于虹膜卷缩轮,一端游离或者跨过瞳孔,贴附于虹膜另一侧或晶状体前表面。

3. 可伴有白内障(通常位于中央)、小角膜、大角膜、小眼球等。

【鉴别诊断】

1. 纤维素性前葡萄膜炎

2. 瞳孔晶状体异位

【治疗】

1. 对于少数视力受累患者,可使用药物治疗如散瞳药,以及弱视治疗通常有效。

2. 重症患者可采用手术治疗。

【预后】

预后很好。

第十二节　虹膜后粘连

【概述】

先天发生的虹膜和晶状体前囊的粘连可由于炎症引起,也可以是残留的晶状体前血管膜引起。后天性粘连多见于虹膜睫状体炎。

【临床特征】

1. 通常无症状,除非有虹膜睫状体炎或活动性结

41

节病。

2. 瞳孔形状异常。

3. 粘连发生于虹膜边缘和晶状体前囊之间。

4. 先天性粘连可伴有前极性白内障。

5. 晶状体前囊表面环形色素沉着表明既往眼内炎症,虹膜粘连被拉开。

【鉴别诊断】

1. 永存瞳孔膜

2. 后天性粘连可能与结节病有关,伴有 Koeppe 或 Busacca 结节。

【治疗】

1. 伴有前极性白内障的先天性粘连可有远视性散光和屈光参差性弱视。

2. 局部使用散瞳眼药水通常可以成功拉开新发生的后天性虹膜粘连。

3. 当后粘连完全累及瞳孔区或者有房角关闭的风险时,有时需要手术治疗。

【预后和随访】

取决于是否存在弱视及治疗效果。

第十三节　Axenfeld-Rieger 综合征

【概述】

本病为眼前节缺损的一种疾病(中胚叶发育不全)。虹膜和瞳孔异常与 Schwalbe 线向前移位有关,伴有虹膜带向前延伸至角膜(Axenfeld 异常),多为常染色体显性遗传。如果有牙齿和骨骼异常,称为 Rieger 综合征。本病可能与染色体 4q25 上的 *RIEG1/PITX2* 基因突变有关,也可能与 *FOXC1* 基因突变有关。

【临床特征】

1. 虹膜或瞳孔形状异常。

2. 明显的虹膜突插入向前移位的 Schwalbe 线,虹膜基质变薄,虹膜透照试验可见双侧虹膜发育不良,虹膜周边前粘连,瞳孔不居中以及移位。

3. 由于虹膜发育不良导致畏光。

【鉴别诊断】

1. 角膜后胚胎环

2. Peter 异常

3. 瞳孔异位

【治疗】

1. 50% 的患者有发生青光眼的风险,需要及时恰当的检查和治疗。

2. 针对畏光可戴太阳镜。

3. 配戴有色角膜接触镜有助于解决眩光和美观问题。

4. 有其他系统受累者,需进行遗传学评估。

【预后】

取决于前节受累情况以及是否存在青光眼。

儿童晶状体病

晶状体异常,是影响儿童视力的原因之一,包括晶状体的形态异常,如晶状体混浊、圆锥晶状体、球形晶状体等;位置异常,如晶状体部分或全脱位;发育异常,如永存胎儿血管系统。早期检查及治疗对于良好的预后非常重要。

第一节　晶状体混浊

【概述】

儿童视力障碍的病例中,有近 10% 是由于先天性白内障所致。先天性白内障是指出生时既已存在的影响视力的晶状体混浊,或晶状体的混浊随着年龄增长而加重,逐渐影响视力,是儿童最常见的晶状体异常。先天性白内障的发病率约为 0.03%~0.2%,约占新生盲的 30%。

【病因】

1. 遗传因素　约占 1/3,包括常染色体显性遗传性白内障、常染色体隐性遗传性白内障、伴性遗传性白内障。

2. 非遗传因素

(1) 孕期胎儿宫内病毒感染:风疹病毒感染。

(2) 营养不良及代谢障碍:母体妊娠期糖尿病、甲亢、贫血、低钙、低维生素 A,以及新生儿代谢紊乱如低血糖、甲状旁腺功能低、半乳糖血症等。

(3) 理化因素:吸入高压氧、接触射线。

【分类】

从白内障的形态可以分为带状白内障、核性白内障、缝性白内障、囊下性白内障、极性白内障、全白内障和膜性白内障等。其发生时间、发生位置和混浊的形态决定了手术时机和预后视力（图 5-1-1~ 图 5-1-2）。

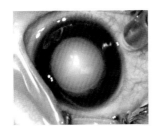

图 5-1-1　全白内障

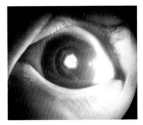

图 5-1-2　极性白内障

【临床特征】

1. 多由家长发现，主诉包括患儿眼斜视，瞳孔区发白，眼球不规则震颤，不能固视目标等。

2. 晶状体不同程度的混浊。

3. 视力低下。

【鉴别诊断】

1. 早产儿视网膜病变

2. 永存原始玻璃体增生症

3. 视网膜母细胞瘤

4. 视网膜毛细血管扩张症（Coats 病）

【治疗】

1. 手术时机

（1）完全性白内障和位于视轴上的致密白内障，应及早手术治疗。对于可能影响视觉发育的单眼白内障，一经明确诊断，应尽早摘除白内障并进行光学矫正。

（2）术中后囊膜及前部玻璃体的处理：为减少术后后发障的发生，在白内障摘除手术的同时进行后囊撕开，并切除部分前部玻璃体已经成为目前儿童白内障手术操作的标准流程。

2. 人工晶状体植入的时机　一般建议 2 岁以后植入人工晶状体，不建议在 1 岁以前过早植入人工晶状体。

3. 先天性白内障术后的视功能训练　及早进行无晶

状体眼的光学矫正,加强术后弱视治疗。

【预后与随访】

影响先天性白内障患儿视力恢复的主要因素是手术时期的正确选择,及术后的光学矫正和弱视眼的综合治疗措施。

第二节　晶状体形态异常

【分类】

1. 后圆锥晶状体　这是由于晶状体后囊膜变薄,导致晶状体皮质向后膨出从而引发的晶状体形态异常。这种形态异常会导致近视和不规则散光,并且可能逐渐发展为后囊下型白内障。当导致视力障碍时,应该尽早手术治疗。

2. 先天性球形晶状体　球形晶状体的前后表面曲率大于正常,直径略短,散瞳后可以看到晶状体赤道部及悬韧带。多有近视表现。

3. 先天性晶状体缺损　指晶状体的部分边缘缺损,相应处的悬韧带缺如。可同时伴有相关部位的虹膜或脉络膜缺损。当悬韧带缺损范围大时,可合并有晶状体的位置异常。

【治疗】

对于引起视力障碍的后圆锥晶状体,可进行手术治疗,即行晶状体摘除联合人工晶状体植入。对于球形晶状体,存在影响视力或引起瞳孔阻滞等并发症的情况下行手术治疗。先天性晶状体缺损,定期观察为主。

第三节　晶状体位置异常

【概述】

晶状体位置异常是由于晶状体悬韧带发育不良、过度松弛,或大面积的晶状体悬韧带缺损造成。此外,眼部外伤也会导致晶状体悬韧带的离断。

【临床特征】

1. 视物模糊、单眼复视等。

2. 并发瞳孔阻滞性青光眼时伴有眼胀痛。

3. 晶状体部分脱位时,裂隙灯下可见晶状体赤道部(图 5-3-1,图 5-3-2)。

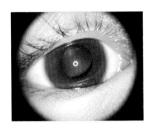 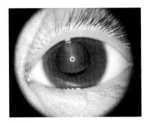

图 5-3-1　晶状体半脱位(右眼)　　图 5-3-2　晶状体半脱位(左眼)

4. 晶状体全脱位至前房或玻璃体内。

5. 虹膜震颤。

6. 全身合并症状　晶状体半脱位可伴有全身疾病,如 Marfan 综合征,除了晶状体脱位外,可以合并漏斗胸、脊柱侧弯、关节韧带松弛、虹膜开大肌发育不良、主动脉扩张、二尖瓣脱垂、夹层动脉瘤等;Marchesani 综合征患者身材多为矮胖;同型胱氨酸尿症患者,除了晶状体半脱位,可以合并多发性血栓栓塞、智力低下、骨质疏松等。

【治疗】

对于导致屈光参差、不能通过配镜矫正的晶状体位置异常,或由于晶状体异位导致瞳孔阻滞、继发性青光眼、角膜内皮损伤等并发症者,应该尽早进行手术治疗。根据术中眼部条件决定人工晶状体的植入时机。

【预后与随访】

术后须进行屈光矫正以获得最佳矫正视力,必要时需行弱视综合治疗。

儿童眼底病

第
六
章

第一节　遗传性和先天性眼底病

一、视神经疾病

（一）牵牛花综合征

【概述】

牵牛花综合征又称牵牛花视盘异常，是一种较为罕见的先天性视盘发育异常，系视茎和视泡之间的连接增宽所致。由于视神经缺损和视盘旁葡萄肿的视盘凹陷以及视网膜血管呈放射状发出形似一朵盛开的牵牛花而得名。

【临床特征】

1. 多为单眼发病，无家族聚集性。

2. 儿童期视力差，常合并近视。

3. 多数病情稳定，并发视网膜脱离或 CNV 时视力进一步下降。

4. 视盘处 4~6PD 漏斗状凹陷，中间有灰白色神经胶质填充，周围脉络膜视网膜萎缩以及隆起的色素改变，视网膜动静脉难以区分，自漏斗底部呈放射性辐轮状爬出，粗细不均、走行平直(图 6-1-1)。

5. 可伴有中枢神经异常及颅面发育异常，如基底部脑膨出。

【鉴别诊断】

1. 视神经缺损

2. 视盘旁葡萄肿

3. 视盘小凹

【治疗】

1. 并发视网膜脱离时,可行玻璃体视网膜手术。

2. 并发 CNV 时可行激光光凝、PDT 或抗 VEGF 治疗。

【预后与随访】

本病需长期随访,裸眼视力少有超过 0.1 者,一般认为仅出现并发症时需治疗,近期有学者提出在漏斗状凹陷周围行视网膜光凝术以预防并发症发生,其远期效果有待观察。

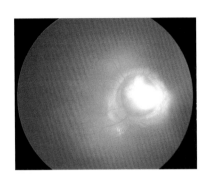

图 6-1-1　牵牛花综合征

(二) 视盘小凹

【概述】

视盘小凹又称视神经乳头小凹,神经外胚叶发育异常所致。

【临床特征】

1. 多数单眼发病,10%~15% 可双眼发病。

2. 出生后小凹被胚胎残留组织充填或遮盖,残留物逐渐被吸收后小凹显露,一般成年后发现,亦有 7 岁儿童发现患病。

3. 约 45% 患者并发黄斑区浆液性视网膜脱离,视网膜下液来源不明确(图 6-1-2)。

4. 视力通常不受影响,伴有黄斑区浆液性视网膜脱离者主诉为突发视力下降、视物变形。

5. 视盘颞侧或颞下方类圆形灰白色弹丸样小凹,小

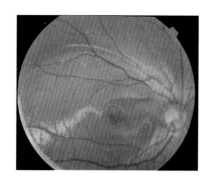

图 6-1-2 视盘小凹并发黄斑区浆液性
视网膜脱离

凹周围可有色素增生。

6. FFA 早期小凹呈边界清晰的弱荧光区,随时间延长小凹内的荧光渗漏,晚期小凹强荧光,神经上皮脱离区域荧光积存。

7. 视野表现各异,以生理盲点扩大和弓形暗点最为常见。

8. OCT 可以显示视网膜层间劈裂、视网膜神经上皮下积液,黄斑区扫描对治疗的评估有一定作用,视盘扫描有助于确诊。

【鉴别诊断】

1. 生理性大视杯

2. 中心性浆液性脉络膜视网膜病变

【治疗】

1. 无并发症无须治疗。

2. 若伴有浆液性视网膜脱离可观察、激光封闭视盘颞侧或玻璃体视网膜手术治疗。

【预后与随访】

本病有 1/4~3/4 患者在中青年时期出现浆液性黄斑脱离,较大的小凹更易发生视网膜脱离。少数患者视网膜下液可自行吸收,继发黄斑脱离及视网膜下液长期未吸收的患者大多数最终视力低于 0.1。

（三）视盘缺损

【概述】

视盘缺损为较常见的眼部发育异常，系胚裂闭合不全导致，与 *PAX2* 基因突变有关。

【临床特征】

1. 可散发，也可表现为家族聚集性的常染色体显性遗传。

2. 多为单眼发病，根据视盘缺损区域及大小，中心视力可正常，也可低下。

3. 视盘区域扩大，边界清楚，缺损区域呈灰白色或粉红色凹陷状，表面有白色反光，病变区血管走行相应异常。

4. 眼部可伴有小眼球、球后囊肿、虹膜和脉络膜的缺损等，注意与其相关的全身病变 CHARGE 综合征。

5. 缺损处在 FFA 上早期弱荧光，晚期强荧光，病变区域透见荧光。

6. 视野表现为生理盲点扩大或向心性视野缩小。

【鉴别诊断】

1. 牵牛花综合征

2. 青光眼视神经凹陷和萎缩

【治疗】

无特殊治疗。

（四）视盘玻璃疣

【概述】

视盘部位出现玻璃样钙化物质而得名，又因疣体常埋藏于视盘深部而成为埋藏玻璃疣。其病因不明，多认为系神经纤维轴浆流受阻，神经纤维变性崩解沉积所致。

【临床特征】

1. 双眼发病，通常有家族遗传性。

2. 一般无自觉症状，少数伴有远视，疣体压迫血管产生一过性缺血或前部缺血性视神经病变时可有一过性视野缺损、中心暗点等症状。

3. 出生时无异常体征，婴幼儿极少见，学龄期和青少年期在视盘表面逐渐累积可出现体征。

4. 眼底检查可见视盘边界不清，轻度隆起。疣体浅表者于视盘上为黄白色不规则结节样、桑葚状隆起物，可融合呈不规则团块；疣体深在者表现为视盘稍扩大，视盘不规则隆起，视盘血管分支异常、血管粗大，生理性视杯消失，视盘表面可有出血，部分患者可见自发性视网膜静脉搏动（图 6-1-3，图 6-1-4）。

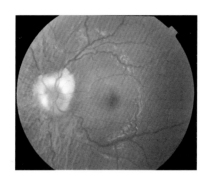

图 6-1-3　视盘玻璃疣

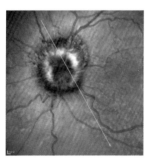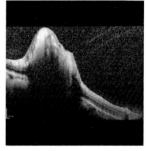

图 6-1-4　视盘玻璃疣 OCT 表现

5. 可并发 AION、RVO、RAO、盘周 CNV 等。

6. 疣体有自发荧光。FFA 早期视盘边缘结节状强荧光，视盘边界不规整，晚期着染，背景荧光消退后，仍为结节状强荧光。通常无毛细血管扩张和渗漏。

7. 视野大部分正常，可有生理盲点扩大，前部缺血性视神经病变时可有与生理盲点相连的扇形视野缺损。

【鉴别诊断】

1. 假性视盘水肿

2. 视盘水肿

3. 视盘炎

【治疗】

1. 原发病无特殊治疗,有学者认为可使用神经营养药物。

2. 针对并发症予相应对症治疗。

【预后与随访】

长期随访有助于早期发现并及时处理并发症,若不发生并发症,一般中心视力较好。

(五) 假性视盘水肿

【概述】

假性视盘水肿又称假性视盘炎,较为常见。由于巩膜管较小,发育中神经纤维和神经胶质通过时拥挤而产生肿胀感。

【临床特征】

1. 多为双眼发病。

2. 视力可正常,眼轴短者多有高度远视,可有散光。

3. 视盘轻度隆起,边界不清呈肿胀感,但视盘无充血,视盘表面血管正常,盘周视网膜无出血、水肿、渗出。

4. FFA 未见异常荧光。

【鉴别诊断】

1. 视盘玻璃疣

2. 视盘水肿

3. 视盘炎

【治疗】

矫正屈光不正。

(六) 视盘倾斜综合征

【概述】

视盘倾斜综合征为由于胚裂闭合缺陷导致的一组伴有不同眼底表现的先天性视盘缺陷。

【临床特征】

1. 多为双眼患病,非遗传性。

2. 视力大多正常，可伴有近视、散光。

3. 体征变化大，由缺损程度不同而异。眼底检查可见视盘倾斜呈旋转样、横行、纵行，视网膜血管走行偏向或反向、分支异常，视网膜、视网膜色素上皮层、脉络膜发育不良，视盘下方或鼻上方弧形斑，视盘周围（以下方或鼻下方多见）后巩膜葡萄肿，有髓神经纤维、漆裂纹、盘周视网膜下出血和 CNV、CRVO、RNFLD，节段性视盘发育不良，神经纤维集中在视盘的上方或颞上方似视盘水肿样改变。

4. 可伴有神经系统和内分泌系统异常，如中脑畸形、下丘脑及垂体功能障碍引起的激素分泌异常。

5. 视野异常为颞上方象限性视野缺损、弓形暗点、生理盲点扩大、鼻侧视野缩窄等。

【鉴别诊断】

1. 视盘水肿

2. 青光眼视神经改变

【治疗】

原发病无特殊治疗，针对并发症对症治疗。

（七）Leber 遗传性视神经病变

【概述】

Leber 遗传性视神经病变是 mtDNA 点突变导致的母系遗传性视神经病变。最常见的 3 个 DNA 突变位点分别位于 G11778A、G3460A 和 T14484C。

【临床特征】

1. 男性常见，患者在 2~80 岁年龄范围均有报道，但发病年龄多为 15~35 岁。

2. 多为双眼先后发病，发病时间间隔数天到数月，以 2~4 个月多见。

3. 早期色觉障碍，发作期无痛性视力骤降，大多数患者最终视力低于 0.1。

4. 急性期眼底表现为特征性的三联征：视盘充血水肿、盘周毛细血管迂曲扩张、盘周神经纤维层水肿。慢性期神经纤维层进行性退化，视盘边界清晰，盘周血管细少，半年后出现视神经萎缩（颞侧著）。

5. 视野损害为中心暗点，周边视野向心性缩小，视野损害随病情变化有进展。

6. FFA 表现为视盘表面及周围小血管扩张,但无荧光渗漏。

7. 视野表现为中心或旁中心暗点。

8. P-VEP 表现为各波振幅下降、潜伏期延迟。

【鉴别诊断】

早期应与引起视盘水肿的各种疾病(如视乳头炎、高颅压引起的视盘水肿、视盘玻璃疣等)鉴别,晚期应与引起视神经萎缩的疾病(如压迫性视神经萎缩、炎症性视神经萎缩、血管性视神经萎缩、中毒性视神经萎缩等)相鉴别。

【治疗】

1. 无有效治疗方法,主要以改善线粒体功能、支持和营养治疗为主。

2. 有研究表明艾地苯醌对单眼发病而另一眼尚未发病的患者有保护作用。

【预后与随访】

T14484C 突变较其他位点突变患者预后略好。

(八) 有髓神经纤维

【概述】

异位的少突胶质细胞与髓鞘在视网膜神经纤维层伴行,出生后继续生长,超过筛板后到达视网膜,形成有髓神经纤维。偶有家族性倾向,无明确遗传学证据。

【临床特征】

1. 80% 患者为单眼患病,多无症状,体检时发现,大面积的有髓神经纤维会导致白瞳症。

2. 视盘边缘、沿神经纤维走行分布的大小不等的羽毛状或片状病灶,覆盖视网膜血管。有髓神经纤维也可能表现为不与视盘相连的斑片状病灶(图 6-1-5)。

3. 中心视力多不受损,若大面积病变可有视力低下。

4. 生理盲点扩大或病灶处相应的视野缺损。

5. 50% 的患者合并近视。

6. 可以是孤立的病变,也可以合并其他眼部异常,如多发性神经纤维瘤病和 Gorlin 综合征。

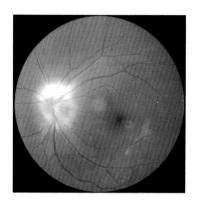

图 6-1-5　有髓神经纤维

【鉴别诊断】

1. Bergmeister 视盘残留物

2. 棉绒斑

3. 血管白鞘

【治疗】

原发病无须治疗,若合并屈光不正和(或)弱视应当予以矫治。

【预后与随访】

有髓神经纤维相关的弱视视力预后不定,有髓神经纤维相关的高度近视及斜视预后不良。

二、玻璃体视网膜疾病

(一)原发性视网膜色素变性

【概述】

原发性视网膜色素变性是一组遗传性进行性营养不良性退行病变,以光感受器和 RPE 功能丧失为共同的表现。其遗传方式可为常染色体显性遗传或隐性遗传、性连锁隐性遗传,约1/3为散发病例。发病率为 1∶(3000~5000),是重要的致盲性眼病之一。

【临床特征】

1. 双眼患病,起病于儿童或青少年期,青春期加重,晚年视力严重下降甚至失明。

2. 主诉为进行性夜盲、视野向心性缩窄,早期中心视力基本正常,晚期累及黄斑区视力严重下降或致失明。

3. 眼底检查 可见典型性视网膜色素变性三联征:视盘颜色蜡黄、视网膜血管狭窄、骨细胞样色素沉着(图6-1-6)。视网膜色素沉着最先出现于赤道部,随病情进展色素向后极和周边部扩展,部分迁移进入视网膜内,多见于血管分支处。因视网膜脉络膜弥漫性萎缩,眼底可呈豹纹状。玻璃体混浊、浮游细胞是视网膜色素变性持续存在的体征。部分患者可伴后极白内障、近视或青光眼。

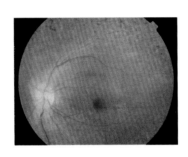

图 6-1-6 原发性视网膜色素变性

4. 电生理检查 ERG 呈重度降低或熄灭型,早期暗适应 ERG 就表现明显下降或近熄灭。EOG 光峰或暗谷明显降低或熄灭,且早于视野、暗适应改变。

5. 视野检查 早期为环形暗点,晚期为管状视野。

6. 色觉检查 早期色觉正常,晚期多有蓝色盲。

7. FFA 早期患者脉络膜循环正常,后期脉络膜呈斑片状毛细血管灌注不良,背景荧光充盈不良;重者视网膜中央动脉可充盈迟缓,视网膜血管可明显缩窄或无灌注;视网膜呈弥散性颗粒状透见荧光和骨细胞样色素遮蔽荧光改变。

【鉴别诊断】

1. 色素性静脉旁视网膜脉络膜萎缩

2. 继发性视网膜色素变性

【治疗】

1. 目前尚无明确有效的治疗方法。

2. 遗传咨询，禁止近亲婚配，可使本病发生率降低。

3. 并发白内障、黄斑囊样水肿时对症治疗。

4. 有研究表明长期服用维生素 A 和叶黄素能延缓疾病的进展。

5. 基因治疗、视网膜细胞移植、视网膜干细胞移植、人工视网膜硅芯片均在研究中，目前尚未应用于临床。

【预后与随访】

本病老年患者视力极其低下、管状视野，甚至视力丧失。常染色体显性遗传者视力常到一定程度不再恶化。而常染色体隐性遗传者发病早、病情重、发展快。

(二) 视锥细胞营养不良及锥 - 杆细胞营养不良

【概述】

视锥细胞营养不良是常染色体显性遗传或隐性遗传的视网膜变性疾病，此病主要累及视锥细胞，也伴有不同程度的视杆细胞损害。

【临床特征】

1. 出生时眼部正常，起病年龄 6~50 岁，双眼发病。

2. 早期视锥细胞损害主要症状为视力减退、昼盲、继发性色觉异常，当累及视杆细胞时发生夜盲，晚期可出现眼球震颤。

3. 最初眼底检查未见异常，之后出现中心凹反光消失，黄斑区金箔样反光、RPE 萎缩。

4. 部分患者视网膜血管变细、色素团块堆积、视盘颜色苍白，难以和原发性色素变性鉴别，故此病又称中央型视网膜色素变性(图 6-1-7)。

5. FFA 静脉期黄斑区椭圆形靶心样环状窗样缺损，夹杂色素团块遮蔽荧光。晚期黄斑区强荧光逐渐消退。

6. 色觉检查 后天性全色盲，是本病的主要特征之一。

7. 电生理检查 ERG 明视反应降低或消失，暗视反应正常或降低。当锥杆反应都成熄灭型时很难和原发性视网膜色素变性相鉴别。

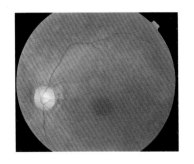

图 6-1-7　锥 - 杆细胞营养不良

【鉴别诊断】

1. Stargardt 病

2. 氯喹性视网膜病变

3. 良性同心性环形黄斑营养障碍

【治疗】

无特殊治疗。可对症支持及遗传咨询。

(三) 先天性静止性夜盲

【概述】

先天性静止性夜盲(congenital stationary night blindness, CSNB)是一组常染色体显性或常染色体隐性或 X 染色体连锁遗传的视网膜光感受器功能异常但结构正常的疾病。目前至少发现 9 个与其相关的致病基因,如 *RHO*、*PDE6B*、*GNAT1*、*CABP4* 等。

【临床特征】

1. 出生时即患病,系先天性非进行性疾病。

2. 主诉常为家长发现婴儿夜间视力不佳,但是患儿可以固视和追视,无眼球震颤。

3. 视力和视野一般无明显损害。

4. 眼底表现正常。CSNB 系功能异常而非结构异常,故眼底表现正常。

5. 白点状眼底和小口病是 CSNB 的特殊类型,眼底表现异常。

(1) 白点状眼底:眼底表现为特征性的位于中周部广泛散在、均匀一致的视网膜白色无反光圆形或类圆形斑点,斑点之间无色素沉着,黄斑不受累,视盘和视网膜血管也无改变。暗适应潜伏期延长,但阈值正常,暗适应数小时后 a 波恢复。

(2) 小口氏病:光适应后眼底呈特殊的灰暗而带有金黄色金属光泽,有特征性的"水尾现象"。暗适应潜伏期延长,但视锥细胞阈值正常,暗适应数小时后 a 波也不恢复。

6. 电生理检查 对于此病的诊断非常重要,缺乏暗适应波形或暗适应 a 波正常而相对的 b 波振幅下降。部分患者明视 ERG 也有异常,表明视锥细胞也受损。

【鉴别诊断】

1. 原发性视网膜色素变性

2. 眼部瘤外综合征

【治疗】

无特殊治疗。

【预后与随访】

白天或照明条件好的夜间环境下生活基本不受影响。

(四) Leber 先天性黑矇

【概述】

Leber 先天性黑矇((Leber congenital amaurosis,LCA)是一种广泛影响视杆细胞和视锥细胞的常染色体隐性遗传性视网膜营养不良,占全世界所有视网膜变性的 5%。该病已确定存在突变的基因超过 14 个,包括 *CEP290*、*GUCY2D*、*CRB1*、*RPE65* 等。

【临床特征】

1. 出生即患病,多于 6 月龄之内出现症状。

2. 主诉多为家长发现患儿不追物、眼球震颤前来就诊。

3. 部分患儿常有以手指或指关节按压自己眼球的特殊动作,即指眼征。

4. 眼底检查大致正常或仅有微小的 RPE 改变、视盘苍白、视网膜血管狭窄,复杂类型可有黄斑缺损、椒盐状色素沉着、豹纹状斑点、钱币状色素异常、白色视网膜斑点等不同表现。可伴眼球内陷、白内障、圆锥角膜、斜视、瞳孔反射迟钝。

5. 全身改变以神经性缺陷(如智力低下)最为常见，还可有肝脏、肾脏、心脏和骨骼系统相关的异常。

6. ERG 严重减低甚至呈熄灭型，大部分症状和体征不匹配。

【鉴别诊断】

1. 先天性静止性夜盲

2. 全色盲

3. 弓形虫病

【治疗】

1. 无特殊治疗。

2. 低视力评估和治疗可能对于一些患者有辅助作用。

【预后与随访】

1. 大多数患者视力低下。

2. 目前可以进行分子遗传变异筛查。

3. 目前有实验证明通过视网膜下注射腺病毒载体编码的基因转移法是安全的，并且对于一些 *RPE65* 基因突变的患者治疗有效，随着未来基因治疗的不断进展，该病存在治疗的可能。

（五）Stargardt 病

【概述】

Stargardt 病（Stargardt disease，STGD）又称 Stargardt 黄斑营养不良，是目前最常见的青少年遗传性黄斑营养不良，与 *ABCA4* 基因突变相关，遗传方式为常染色体隐性遗传。其他表型的 STGD 包括 *ELOVL4* 或 *PROM1* 基因突变相关的常染色体显性遗传型，以及线粒体拟表型等。视力的降低与脂褐质沉积在视网膜色素上皮层相关。眼底黄色斑点病（fundus flavimaculatus，FF）是 Stargardt 病的一种变异型，许多学者认为此两种疾病是本质相同的眼底病。

【临床特征】

1. 双眼发病，典型者在 6 岁至 20 岁起病，青少年时视力迅速下降。

2. 主诉有无痛性进行性的视力下降，或常规体检中发现矫正视力不能达到 1.0，或色觉异常。

3. 在疾病的早期,眼底检查可正常或仅有黄斑区呈青铜色金箔样反光,视力下降的程度与眼底的表现不成比例;之后会出现中心凹反光消失、微小的针尖样或颗粒样黄色病灶;RPE 萎缩的区域和形状不一,并随年龄增长而加重;黄斑区局灶性 RPE 萎缩使黄斑区呈现"牛眼"样外观;随后病变进一步扩大、融合,形成地图样视网膜和脉络膜的萎缩(图 6-1-8,图 6-1-9)。

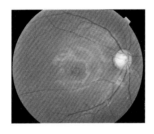 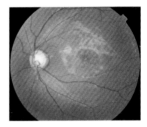

图 6-1-8　Stargardt 病患儿右眼眼底相　　图 6-1-9　Stargardt 病患儿左眼眼底相

4. FFA　自发荧光在较早期就可发现异常荧光(图 6-1-10,图 6-1-11)。眼底未见异常时 FFA 在动脉期就可见到细小点状透见荧光,"脉络膜淹没征"是本病的特征性改变,与 RPE 脂褐质等物质增多有关,黄斑区窗样缺损透见荧光,呈牛眼状强荧光(图 6-1-12,图 6-1-13)。晚期

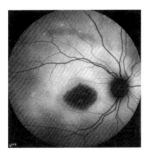 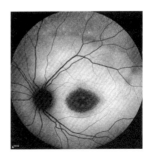

图 6-1-10　Stargardt 病患儿右眼自发荧光　　图 6-1-11　Stargardt 病患儿左眼自发荧光

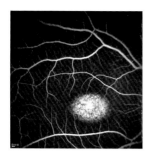

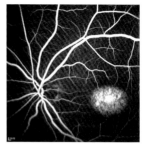

图 6-1-12 Stargardt 病患儿右眼 FFA

图 6-1-13 Stargardt 病患儿左眼 FFA

RPE 消失透见脉络膜大血管。疾病早期自发荧光也有助于本病诊断。

5. OCT 黄斑中心凹神经上皮层明显变薄甚至消失,有助于本病的诊断。

6. 电生理检查 mfERG 改变显著,提示中心凹损害严重。晚期 ERG 暗适应延长,EOG 光峰/暗谷比值或下降。

7. 视野 初期即有中心性暗点,周边视野大致正常。

【鉴别诊断】

1. 白点状眼底

2. 白点状视网膜炎

3. 视锥细胞营养不良

【治疗】

本病无特殊治疗。

【预后与随访】

成年后视力大多低于 0.1。

（六）Best 病

【概述】

Best 病又称卵黄状黄斑营养不良,是一种常染色体显性遗传性黄斑变性,也有常染色体隐性遗传或性连锁遗传的个案。本病由于 *BEST1* 基因突变导致卵黄样黄斑病变蛋白(一种钙离子敏感的氯离子通道蛋白)合成异常,脂褐质异常积聚于 RPE 细胞,导致黄斑区视网膜色素上皮(RPE)变性及光感受器细胞的丢失,黄斑区表现为特征性

"鸡蛋黄"样外观,病灶可为多发性。

【临床特征】

1. 双眼患病,病情可不对称,无性别差异,发病年龄通常在 3~15 岁,多在学龄期发病,成年期视力受损明显。

2. 主诉多为学龄期儿童视力下降,伴或不伴视物变形,常有远视、内斜视、色觉障碍。

3. 根据其病程可在临床上分为 5 期:

1 期:卵黄病变前期。眼底正常或中心凹反光减弱或仅有 RPE 下点状改变。ERG 正常但 EOG 已出现 Arden 比下降。

2 期:卵黄病变期。黄斑区圆形或类圆形橘黄色囊样隆起,大小为 0.5~3PD,病灶明显,但视力正常或轻微下降(图 6-1-14)。

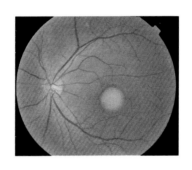

图 6-1-14　Best 病

3 期:假性前房积脓期。卵黄样物质脱水产生液体,形成有液平面的囊样表现。

4 期:卵黄破碎期。卵黄样物质开始破碎形成炒鸡蛋形状,可伴有 CNV,黄斑区渗出、出血、机化、色素沉积。

5 期:萎缩期。黄斑区视网膜脉络膜萎缩斑,色素脱失,透见巩膜。

4. FFA　卵黄病变期持续弱荧光,病灶周围因 RPE 脱色素和透见荧光。假性前房积脓期病灶上半部分因 RPE 萎缩且为液体而透见荧光。卵黄破碎期病灶形态不规则。萎缩期透见荧光。

5. 电生理检查　ERG 一般正常。EOG 的 Arden 比下降为此病特征性改变。

6. 视野　中心暗点。

7. OCT　可显示视网膜下卵黄样物质沉积、积液及 CNV。

【鉴别诊断】

1. Stargardt 病

2. 成人型卵黄状黄斑变性

3. 年龄相关性黄斑变性

【治疗】

1. 原发病无有效治疗。

2. 出现 CNV 时可行抗 VEGF 治疗。

【预后与随访】

大部分患者视力预后在 0.5 左右，小部分患者在老年随病变进入萎缩瘢痕期时下降至 0.1 左右。建议亲属进行基因筛查及疾病遗传学咨询，包括低视力帮助及职业咨询等。

（七）青少年视网膜劈裂症

【概述】

青少年视网膜劈裂症又称青少年 X 连锁视网膜劈裂症、先天性视网膜劈裂，是一种 X 染色体连锁隐性遗传疾病，*XLRS1* 基因突变使视网膜功能异常导致了视网膜神经上皮层层间的分离。

【临床特征】

1. 男性患儿多见，双眼发病，视力呈进行性下降，12~30 岁以后病情趋于稳定。

2. 多于体检时视力不佳被发现，少数婴幼儿期斜视或眼球震颤被发现，早期可有红绿或蓝黄色觉异常，并发玻璃体积血、全层视网膜裂孔、视网膜脱离时视力骤降。

3. 眼底检查可见特征性的内层视网膜劈裂和放射状星形黄斑病变，周边部视网膜呈纱膜样隆起或血管周围白鞘，约半数患者周边部视网膜劈裂可见神经纤维层内层孔，中周部和周边部视网膜可以出现白色的斑点或雪花样斑块，黄斑中心凹萎缩、色素改变，非特异性的色素分界线，视网膜全层裂孔，视网膜脱离（图 6-1-15）。严重的劈

65

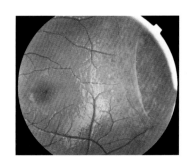

图 6-1-15　青少年视网膜劈裂症

裂患者可以表现为白瞳症。

4. 男性患者 ERG 有典型的暗适应"负性 ERG",a 波正常,b 波振幅明显降低,b/a 比值减小,但 EOG 正常。女性携带者无此表现。

【鉴别诊断】

1. 孔源性视网膜脱离

2. Goldmann-Farve 病

3. Wagner 玻璃体视网膜综合征

4. 黄斑囊样水肿

【治疗】

1. 不出现并发症不需治疗,不建议行预防性的激光光凝,激光有可能导致视网膜全层裂孔及孔源性视网膜脱离。

2. 视网膜脱离者应手术复位,玻璃体积血不吸收者应考虑玻璃体切割术。

3. 黄斑部视网膜劈裂无有效治疗,有研究提出一些伴有黄斑囊样改变的患者在使用局部或全身碳酸酐酶抑制剂后视力和 OCT 有改善。

【预后与随访】

密切随访,每年 1~2 次。

家族聚集性 X 连锁视网膜劈裂症建议行基因诊断遗传咨询。

不同患者视力预后差别大。有的患者直至成年都保持着很好的视力,但是视力通常常会下降。患有该病的老年人视力很少超过 0.1。

（八）永存胚胎血管综合征

【概述】

永存胚胎血管综合征(persistent fetal vasculature syndrome，PFVS)是一组由于胚胎发育阶段原始玻璃体未退化，在晶状体后方纤维增殖的一种先天性玻璃体视网膜异常。也称为永存原始玻璃体增生症(persistent hyperplastic primary vitreous，PHPV)或永存胚胎血管(persistent fetal vasculature，PFV)。1997 年 Goldberg 提出用 PFVS 这一术语更能够强调本病的病因学。

【临床特征】

1. 90% 为单眼患病，出生后患病，可随年龄增长加重或产生其他并发症。

2. 婴幼儿发病症状无法主诉，多为家长发现患眼较对侧眼小、瞳孔区发白、斜视前来就诊。

3. 轻微的 PFVS 患者病情可长期稳定，无并发症出现，视力正常或较差，矫正不提高。

4. 小眼球、白内障、睫状突向心性牵拉、晶状体后纤维组织增生、残存玻璃体动脉、牵拉性视网膜脱离等为 PFVS 的典型体征(图 6-1-16，图 6-1-17)。PFVS 还可表现为永存瞳孔膜、虹膜玻璃体血管、Mittendorf 斑、玻璃体动脉、视网膜不附着、黄斑发育不全和视神经发育不全、Bergmeister 乳头、小眼畸形。

5. 继发病变包括角膜混浊、前房消失、青光眼、晶状

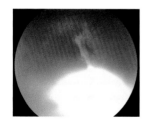

图 6-1-16　永存胚胎血管综合征

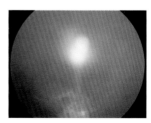

图 6-1-17　永存胚胎血管综合征

体过敏性葡萄膜炎、斜视、前房积血、玻璃体积血、眼球震颤等。

6. 临床上根据病变部位分为前部型、后部型和混合型,临床上以混合型多见。

7. 可伴有全身异常如唇裂、腭裂、多指(趾)畸形、小头畸形等,可能与染色体异常有关,但目前致病基因尚不明确。

【鉴别诊断】

1. 家族性渗出性玻璃体视网膜病变

2. 早产儿视网膜病变

3. Coats 病

【治疗】

1. 轻微且静止的病变如永存瞳孔膜、虹膜玻璃体血管、Mittendorf 斑、玻璃体动脉等无须处理,定期随访即可。

2. 常见的手术指征包括前房变浅、白内障进展、进行性睫状体牵拉、难治性青光眼和视网膜脱离等。

3. 手术方法包括角膜缘入路或睫状体平坦部入路或睫状冠入路的玻璃体视网膜手术。

4. 非常严重的 PVFS 导致的晚期难治性青光眼或者眼内结构紊乱,可以行眼球摘除术。

【预后与随访】

视力预后差别较大,病变轻微者可能对视力无影响,无须治疗;若后节病变轻微且视网膜发育较好,早期手术联合戴镜及弱视训练,可保留较好的中心视力;若黄斑累及、前房消失或难治性青光眼则预后较差。

(九) 家族性渗出性玻璃体视网膜病变

【概述】

家族性渗出性玻璃体视网膜病变(familial exudative vitreoretinopathy, FEVR)是一种遗传性视网膜血管发育异常的疾病,遗传方式包括常染色体显性遗传、常染色体隐性遗传或者 X 连锁隐性遗传,亦有散发病例。其病因和发病机制尚未明确,目前已知的致病基因为 *FZD4*、*NDP*、*LRP5* 及 *TSPAN12*,其编码的蛋白质均为视网膜血管发育通路上的关键蛋白。

【临床特征】

1. 双眼患病,病情可程度不对称。

2. 出生即患病,婴幼儿期发展迅速,成年后趋于稳定。

3. 主诉多为家长发现患儿不能追物、眼球震颤、斜视、瞳孔区发白,也有年长儿发现视力下降或体检时发现视力不佳前来就诊,也可无临床症状。

4. 双眼周边部视网膜血管发育异常,如血管分支多、颞上下血管弓夹角变小、周边部视网膜无血管区等,可伴视网膜新生血管和纤维增生、视网膜脱离、视网膜内或视网膜下渗出、视网膜皱襞、视网膜劈裂、玻璃体积血等(图6-1-18~ 图 6-1-22)。

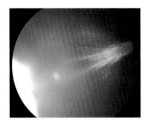

图 6-1-18 家族性渗出性玻璃体视网膜病变,黄斑异位

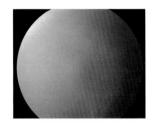

图 6-1-19 家族性渗出性玻璃体视网膜病变,视网膜血管分支增多

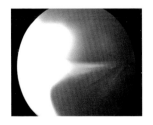

图 6-1-20 家族性渗出性玻璃体视网膜病变,视网膜皱襞

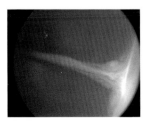

图 6-1-21 家族性渗出性玻璃体视网膜病变,周边部牵拉性视网膜脱离

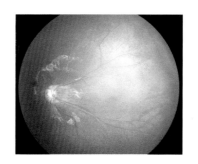

图 6-1-22　家族性渗出性玻璃体视
网膜病变,左眼眼底相

5. Pendergast 和 Trese(1998)根据病情变化将家族性
渗出性玻璃体视网膜病变分为 5 期:

1 期:视网膜周边部有无血管区,但无视网膜外血管。

2 期:合并视网膜外血管。2A 期无渗出,2B 期有渗出。

3 期:不累及中心凹的视网膜不全脱离。3A 期主要
为渗出性,3B 期主要为牵拉性。

4 期:累及中心凹视网膜不全脱离。4A 期主要为渗
出性,4B 期主要为牵拉性。

5 期:视网膜全脱离。5A 期为宽漏斗,5B 期为闭漏斗。

6. 可并发白内障、虹膜红变、新生血管性青光眼、角
膜带状变性甚至眼球萎缩。

7. FFA　周边视网膜血管中断、分支增多、仅无血管
区呈毛刷状或网状、有动静脉异常吻合,有助于确定无血
管区和周边视网膜血管渗漏。

【鉴别诊断】

1. ROP

2. PHPV

3. Norrie 病

【治疗】

1. 病情稳定、病变无渗出时无须治疗。

2. 渗出期可行激光或冷冻治疗,治疗后可能加速孔
源性视网膜脱离的发生。

3. 视网膜脱离和黄斑皱褶时可行巩膜扣带术或玻璃

体视网膜手术缓解牵拉。

4. 出现角膜带状变性、并发性白内障、继发性青光眼等并发症时预后极差，对症治疗仅为保眼球。

【预后与随访】

病情在成年后趋于稳定；部分患者病变较轻，无进展趋势，只需密切观察；重者发生双眼视网膜全脱离，则预后极差。

（十）Norrie 病

【概述】

Norrie 病是一种罕见的 X 连锁隐性遗传性双眼视网膜发育不全性疾病，由位于 Xp11.4 上的 *NDP* 基因突变导致，Norrie 蛋白功能异常。

【临床特征】

1. 双眼患病，男性患儿，出生时即发病，婴儿期疾病进展迅速。

2. 双眼视网膜严重发育不良，仅于视盘周围可见伴有血管的灰黄色团块组织，系仅有的视网膜及其纤维增生导致视网膜脱离的表现，其他区域视网膜未发育，血管不可见。

3. 可继发粘连性角膜白斑、白内障、青光眼，最终导致眼球萎缩。

4. 大部分患者伴有智力发育迟缓，1/3 患儿伴有感音神经性听力异常，2/3 患儿有神经系统异常。

【鉴别诊断】

1. 视网膜母细胞瘤

2. 家族性渗出性玻璃体视网膜病变

3. 早产儿视网膜病变

【治疗】

玻璃体视网膜手术治疗视网膜脱离疗效不佳，由于视网膜发育异常，仅余视盘周围区域血管化视网膜，即使视网膜解剖复位也无明显功能改善。

【预后与随访】

预后极差，多于婴儿期双眼全盲。儿童期出现智力障碍和精神行为异常，20~50 岁听力丧失。

（十一）Goldmann-Farve 综合征

【概述】

Goldmann-Farve 综合征（Goldmann-Farve syndrome，GFS）是一种罕见的常染色体隐性遗传性进行性玻璃体视网膜变性，累及晶状体和脉络膜，致病基因包括 *NR2E3* 等。

【临床特征】

1. 双眼发病，10 岁以前起病。

2. 主诉多为夜盲和视力下降。

3. 双眼玻璃体中空液化状态，周边视网膜在血管周围呈钱币样色素改变，周边及中心凹视网膜劈裂，晚期视盘呈蜡黄色、视网膜血管变细，可继发视网膜脱离、后囊下型白内障。

4. 电生理检查 由于视杆细胞的损伤早于视锥细胞，故 a 波和 b 波都出现异常，但 b 波振幅下降更明显，b/a 比值降低。由于疾病随年龄的增长呈进行性恶化，晚期可呈熄灭型。

【鉴别诊断】

1. Wagner 玻璃体视网膜变性

2. Stickler 综合征

【治疗】

1. 原发病无有效治疗方法。

2. 若发生视网膜脱离可行巩膜扣带术或玻璃体视网膜手术。

3. 后囊下性白内障可行白内障手术。

【预后与随访】

由于该病呈进行性发展，成年患者预后差。

（十二）Wagner 玻璃体视网膜变性

【概述】

Wagner 玻璃体视网膜变性又称 Wagner 病，是一种常染色体显性遗传的玻璃体视网膜变性类疾病。

【临床特征】

1. 双眼先后发病，病情可不对称，多于青少年期发病，病情呈进行性发展。

2. 玻璃体呈中空的液化、周边部雪片状变性混浊，赤道部视网膜前后界膜条索收缩,半数以上患者产生视网膜裂孔和孔源性视网膜脱离,赤道部均一性视网膜前膜,其上附有变性的玻璃体,视网膜血管狭窄硬化,沿视网膜血管分布的周边部视网膜色素沉积及限局性萎缩,视盘苍白或假性水肿。

3. 皮质性白内障多见,可伴轻中度近视、角膜带状变性、前房角发育异常、青光眼、虹膜萎缩等。

【鉴别诊断】

1. Goldmann-Farve 综合征

2. Stickler 综合征

【治疗】

1. 原发病无有效治疗方法。

2. 若发生视网膜脱离可行巩膜扣带术或玻璃体视网膜手术。

3. 针对并发症对症治疗。

4. 预防性的激光治疗存在争议。

【预后与随访】

由于该病呈进行性发展,成年患者预后差,长期随访有助于早期发现并发症。

三、脉络膜疾病

(一) 先天性脉络膜缺损

【概述】

先天性脉络膜缺损是一种较为常见的先天发育异常。系由于胚裂闭合异常导致脉络膜和 RPE 发育不全而出现的组织缺损,典型性缺损常见于下方略偏鼻侧,多有遗传倾向,无明确遗传学证据。发生于其他位置或由其他原因导致的组织缺损称为非典型性缺损,可能与胎儿期的脉络膜炎症有关。

【临床特征】

1. 多为双眼发病,偶有单眼。

2. 大部分患者视力差,常伴斜视或眼球震颤。

3. 常伴其他发育异常,如小眼球、小角膜、虹膜缺损、晶状体缺损、视盘发育不良等。

4. 缺损区因缺乏脉络膜和 RPE 而透见灰白色或淡蓝色巩膜，缺损范围 1PD~1 个象限不等，常呈钝三角形、盾形或椭圆形，多边界清楚且边缘环以不规则色素沉着。缺损区有时可见残存的脉络膜大血管，其上的视网膜多菲薄且发育不良，视网膜血管可正常走行、中断或沿缺损边缘绕行（图 6-1-23~ 图 6-1-26）。

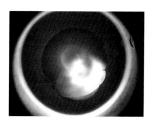

图 6-1-23　先天性脉络膜缺损，右眼虹膜缺损

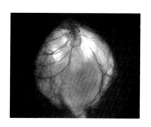

图 6-1-24　先天性脉络膜缺损，右眼脉络膜缺损

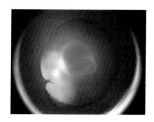

图 6-1-25　先天性脉络膜缺损，左眼虹膜缺损

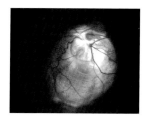

图 6-1-26　先天性脉络膜缺损，左眼脉络膜缺损

5. 典型性缺损位于视盘下方胚裂处，非典型缺损多为单发的边界清楚的巩膜暴露区，常不涉及视盘。如果非典型缺损位于黄斑区则为黄斑缺损。

【鉴别诊断】

非典型的脉络膜缺损应与陈旧性脉络膜视网膜炎（色素沉着、玻璃体混浊、形状不一、边界整齐、非单一病灶）和外伤后视网膜脉络膜萎缩斑（外伤史）等鉴别。

【治疗】

1. 无特殊治疗。

2. 有学者提出在缺损边缘行激光治疗预防并发症发生。

3. 若并发视网膜脱离,可行视网膜脱离复位术。

【预后与随访】

大多数患者视力差,少数患者可有较好的中心视力。缺损区视网膜多发育不良,易发生裂孔,随访过程中应当注意。

(二) 无脉络膜症

【概述】

无脉络膜症是一种 X 染色体连锁隐性遗传疾病,致病基因定位于 Xq13-22,发病率为 1 ：(50 000~100 000),早期为 RPE 和脉络膜毛细血管萎缩,继而光感受器受累,最终发生弥漫性全层脉络膜和视网膜变性萎缩。

【临床特征】

1. 10 岁左右发病,男性患者,女性携带者,双眼发病,常有家族史。

2. 主诉为自幼夜盲、近视力下降、视野向心性缩小,成年后管状视野,40~50 岁出现色觉障碍,大部分中心视力明显下降,最终可仅剩光感。

3. 男性患儿早期整个眼底散在大小不等的色素颗粒和色素脱失相夹杂,多见于周边部,通常不累及黄斑,之后逐渐从周边部向后极部发展,可见透见小区域域巩膜,晚期 RPE 和脉络膜毛细血管弥漫性萎缩、消失,呈浅金色、灰褐色或淡黄色眼底,可残留黄斑区地图状脉络膜组织。

4. 女性携带者眼底病变程度轻,多为静止性,表现为散在的 RPE 脱色素和色素增生,赤道部散在椒盐状脉络膜萎缩,少数在老年后夜盲、畏光、视野缩窄。

5. 晚期 ERG 暗适应波形消失。EOG 表现为基线电位明显下降或者波形消失。EOG 的改变比 ERG 更明显。

6. FFA 早期即出现斑片状脉络膜背景弱荧光夹杂弥散性 RPE 色素脱失的透见荧光,晚期为广泛的脉络膜毛细血管消失,仅见残留稀疏的脉络膜大血管影。

【鉴别诊断】

1. 原发性视网膜色素变性

2. 回旋形脉络膜视网膜萎缩

3. 眼白化病

【治疗】

1. 本病目前尚无特效疗法。

2. 可予血管扩张药、维生素、营养视网膜及神经药物支持治疗，但疗效不明确。

3. 美国和加拿大尝试整合正常的 *REP-1* 基因片段以增加其表达，补偿其基因缺失导致的细胞萎缩，但目前还在临床前研究阶段。

【预后与随访】

大部分患者中年后中心视力明显下降，最终可仅剩光感。女性携带者可终身保持正常中心视力。

（三）回旋形脉络膜视网膜萎缩

【概述】

回旋形脉络膜视网膜萎缩是一种非常罕见的常染色体隐性遗传病，由线粒体基质酶鸟氨酸氨基转移酶（OATase）缺陷导致高鸟氨酸血症而引起，突变位于10q26。

【临床特征】

1. 儿童期发病，常在 10 岁以前发生夜盲、视力下降、高度近视、散光，呈缓慢进行性加重，至 20 岁视野缩小明显，40 岁以后大部分患者视野小于10°。

2. 青春期后可伴有晶状体后囊下混浊。

3. 眼底检查可见视网膜中周部边界清晰的类圆形脉络膜视网膜变性区，逐渐融合为环形，变性区有色素沉着围绕。随年龄增长病变逐渐扩大、融合、向后极部发展。晚期视盘苍白，血管纤细，黄斑区受累。

4. 各种体液中鸟氨酸含量均可增高，通常较正常高10~20 倍。

5. ERG 和 EOG 振幅降低甚至熄灭，但不具有特异性。

6. 可伴轻中度的弥漫性脑电波迟缓、智力异常。

【鉴别诊断】

1. 无脉络膜症

2. 高度近视眼底改变

3. 眼白化病

4. 原发性视网膜色素变性

5. 陈旧性脉络膜视网膜炎

【治疗】

1. 精氨酸是鸟氨酸的前体,长期限制饮食中精氨酸的摄入能够降低鸟氨酸水平,延缓疾病的进展。

2. 维生素 B_6 可提高鸟氨酸氨基转移酶的辅因子磷酸吡哆醛的水平。

3. 补充脯氨酸、肌酸、赖氨酸以缓解鸟氨酸堆积引起的其他氨基酸代谢异常。

第二节　早产儿视网膜病变

【概述】

早产儿视网膜病变(retinopathy of prematurity,ROP)也称未成熟儿视网膜病变,曾称晶状体后纤维增生症,是发生于未成熟、低出生体重新生儿的血管增生性疾病,氧疗、缺血缺氧性脑病、呼吸窘迫综合征、酸中毒、低血糖、低血压、贫血、高胆红素血症、败血症等均为疾病发生的高危因素。疾病发生分为两个阶段,第一阶段为血管闭塞期,第二阶段为新生血管生成期。在美国,每年有14 000~16 000 名未成熟、低体重儿发生 ROP。

【临床特征】

1. 双眼发病,双眼病情轻重程度可不一致。

2. 根据本病的发展过程,临床上将其分为急性活动期、退行期和瘢痕期。

3. 早期患儿常因早产儿眼底筛查发现病变,晚期患儿常由家长发现白瞳、不能注视而就诊。

4. 急性期的分区分期　根据 2005 年修订后的 ROP 国际分类标准,按照病变累及范围和发展过程将 ROP 分为三个区和五个阶段。

(1) 分区:Ⅰ区:以视盘为中心,半径约为 2 倍视盘到黄斑距离的圆形区域,ROP 发生在该区者最严重。Ⅱ区:

由Ⅰ区边缘离心方向延伸至锯齿缘鼻侧的环形区域。Ⅲ区：Ⅱ区以外的颞侧半月形区域，是ROP最高发的区域。

(2) 分期：根据视网膜血管化与未血管化区交界处的异常血管反应将ROP分为5期(图6-2-1~图6-2-5)。1期：视网膜有血管区与无血管区之间出现一条白色平坦的细分界线。2期：白色分界线变宽且增高，形成嵴样隆起。3期：嵴样隆起愈加显著，并呈粉红色，提示新生血管不仅长入嵴内且发展到嵴上，伴有视网膜外纤维血管增殖。4期：部分视网膜脱离。4A期为周边视网膜脱离未累及黄斑，4B期为视网膜脱离累及黄斑。5期：视网膜全脱离，常呈漏斗型，此期有广泛纤维血管增生和机化膜形成。

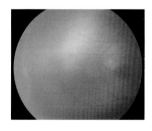

图6-2-1　早产儿视网膜病变1期

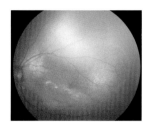

图6-2-2　早产儿视网膜病变2期

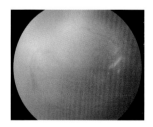

图6-2-3　早产儿视网膜病变3期

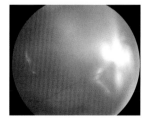

图6-2-4　早产儿视网膜病变4期

5. 几个重要概念

(1) 附加病变(plus)：后极部视网膜小静脉扩张、小动脉血管迂曲增多，虹膜新生血管形成。在分期上用"+"表示(图6-2-6)。

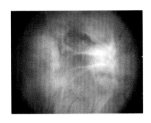

图 6-2-5 早产儿视网膜病变
5 期

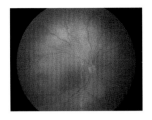

图 6-2-6 早产儿视网膜病变
plus 病

（2）前附加病变：后极部血管异常但还不足以达到 plus 病变时，但已预示 plus 病变即将出现。

（3）急进性后极部 ROP（aggressive posterior ROP，AP-ROP）：不常见的发展很快的严重型 ROP，后极部的血管迂曲和扩张与周边病变程度不匹配，周边病变区域与无血管区无明显分界，可见血管短路（图 6-2-7）。

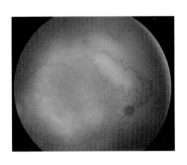

图 6-2-7 早产儿视网膜病变 AP-ROP

（4）阈值病变（threshold ROP）：Ⅰ区或Ⅱ区的 3 期病变，新生血管连续占据 5 个时钟范围，或病变虽不连续，但累计达 8 个时钟范围，同时伴 plus。此期是早期治疗的关键时期。

（5）阈值前病变（pre-threshold ROP）：包括两种情况。①阈值前病变 1 型：Ⅰ区任何病变伴附加病变或 3 期病变伴或不伴附加病变，或Ⅱ区的 2、3 期病变伴有附加病变；

②阈值前病变2型：Ⅰ区的2期病变不伴有附加病变，或Ⅱ区的3期病变不伴有附加病变，此型无治疗指征，可密切随访。

6. 退行期　此期特征是嵴上血管向无血管区继续生长为正常视网膜毛细血管，嵴逐渐消退，周边视网膜逐渐透明，不留后遗症。

7. 瘢痕期　大多数患儿随年龄增长病变退行不留后遗症，但仍有少部分患儿病情进展而进入瘢痕期。血管改变有视网膜血管化未完成、异常的无分支的视网膜血管、圆弧样的异常血管吻合、毛细血管扩张、血管迂曲、颞侧血管弓走行僵直、颞上颞下分支血管夹角变小等，视网膜改变有色素改变、玻璃体视网膜交界面改变、视网膜薄变、视网膜皱襞、黄斑异位、玻璃体变性伴或不伴视网膜粘连、格子样变性、视网膜裂孔、牵拉 - 孔源性视网膜脱离等（图6-2-8）。

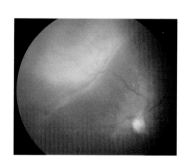

图6-2-8　早产儿视网膜病变瘢痕期

8. 荧光素血管造影　周边部可见动静脉短路、毛细血管扩张、毛刷状新生血管、荧光素渗漏。但由于患儿过小，除非难以确诊的病例，否则不主张做FFA。

9. 眼彩色多普勒超声　对白瞳患儿5期ROP的诊断有帮助。

【筛查标准】

1. 根据我国ROP的疾病发生特点，2004年中华医学会颁布了《早产儿治疗用氧和视网膜病变防治指南》，

2014 年对原指南进行了修订。

2. 新指南对筛查范围修订为：①出生胎龄 <32 周的早产儿和出生体重 <2000g 的早产儿，应进行眼底病变筛查，随诊直至周边视网膜血管化；②对于患有严重疾病，或有吸氧史的早产儿筛查范围可适当扩大；③首次检查应按出生胎龄不同而有区别，一般在生后 4~6 周或矫正胎龄 31~32 周开始筛查，如果患儿病情危重且存在长期高浓度氧吸入，初次检查时间还可适当提前；④筛查间隔时间应根据第 1 次检查结果而定。

3. 筛查工作要求具有足够经验和相关知识的眼科医师来承担。

【鉴别诊断】

1. 永存胚胎血管综合征

2. Norrie 病

3. 家族渗出性玻璃体视网膜病变

【治疗】

1. 对阈值期或阈值前病变 1 型需立即进行激光光凝或冷凝治疗。

2. 对 4 期和 5 期病变行巩膜扣带术或玻璃体视网膜手术治疗。

3. 亦可用单独或联合使用抗 VEGF 治疗。

【预后与随访】

对阈值前 1 型 ROP 和阈值 ROP 及时治疗可以取得良好的效果；对于 ROP4b 和 5 期患者，即使行玻璃体视网膜手术也预后不良。

第三节　Coats 病

【概述】

Coats 病又称外层渗出性视网膜病变、渗出性视网膜炎，是一种非遗传性疾病。目前病因尚不明确，有证据表明 Coats 病与 Norrie 病蛋白基因及 *FZD4* 基因突变有关系。病理基础为动静脉扩张导致视网膜下及视网膜内脂质及液体渗出，导致视网膜脱离及视力损害。

【临床特征】

1. 多发生于 2~8 岁男性,单眼发病多见。

2. 主诉多为家长发现斜视或瞳孔区黄白色反光。

3. 无痛性视力下降为主要症状。

4. 症状包括视力下降,斜视,白瞳/黄瞳症,眼红,眼痛,眼球震颤等。

5. 眼底可见视网膜毛细血管扩张(图 6-3-1),视网膜及视网膜下黄白色渗出灶(图 6-3-2),可伴渗出性视网膜脱离、视网膜出血、视网膜新生血管,后期可并发虹膜新生血管、虹膜睫状体炎,并发性白内障,继发性青光眼,眼球萎缩。

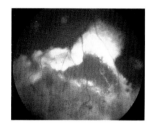 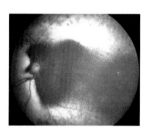

图 6-3-1　Coats 病,异常扩张的血管　　　图 6-3-2　Coats 病,视网膜下渗出

6. FFA 特征性表现为毛细血管扩张呈"明亮的灯泡"样,小动脉管壁囊样扩张呈串珠样强荧光,根据病情还可以有微动脉瘤、动静脉短路、新生血管毛刷状强荧光渗漏、无灌注区、黄斑水肿等表现。

【诊断】

1. 诊断主要依据症状和体征,必要时可借助 FFA 以明确诊断。

2. 超声检查、CT、MRI、活检不是常规检查方法,仅用于难以鉴别的视网膜母细胞瘤和 Coats 病。

3. 该疾病通常无全身并发症,但双眼发病者需要评估全身情况。

4. 注意区分 Coats 病和其他疾病的 Coats 样反应。

5. 由 Shield 在 2001 年提出的 Coats 病分期:

1 期:仅视网膜毛细血管扩张

2 期:1 期 + 渗出

3 期:1 期 +2 期 + 渗出性视网膜脱离

4 期:1 期 +2 期 +3 期 + 新生血管性青光眼

5 期:1 期 +2 期 +3 期 +4 期 + 眼球萎缩等严重的晚期并发症

【鉴别诊断】

1. 视网膜母细胞瘤

2. 早产儿视网膜病变

3. 白内障

4. 镰状细胞贫血症视网膜病变

5. 家族性渗出性玻璃体视网膜病变

6. 眼弓蛔虫病

7. 永存原始玻璃体增生症

8. 脉络膜缺损

【治疗】

治疗的目的是解决视网膜脱离和渗出,防止发生新生血管性青光眼及视力进一步下降。

1. 激光光凝或冷凝封闭异常血管。

2. 玻璃体腔注射抗 VEGF 药物可以抑制新生血管并促进视网膜下液的吸收。

3. 玻璃体切除手术并不常使用,若视网膜下液量多可行巩膜外引流,促进视网膜下液及渗出的排出。

对并发性白内障、继发性青光眼等并发症予以对症处理。

【预后与随访】

本病的预后通常较差。

第四节　孔源性视网膜脱离

【概述】

液体通过一个或多个全层视网膜裂孔,进入视网膜下腔隙,导致视网膜神经上皮层与色素上皮层分离,称为孔源性视网膜脱离。玻璃体液化、视网膜全层裂孔和玻璃体视网膜牵引是引起孔源性视网膜脱离的三要素。儿童视网膜脱离的高危因素包括:家族性渗出性玻璃体视网膜病变、视网膜变性、高度近视、青少年视网膜劈裂症、眼外伤后、先天性白内障术后、一眼已有视网膜脱离、有视网膜脱离家族史等。

【临床特征】

1. 主诉常为眼前固定幕帘遮挡感并逐渐扩大,伴随眼前漂浮物或某一方位闪光感。累及黄斑时视力下降明显,伴视物变小、视物变形。周边部视网膜脱离者可仅有漂浮感或闪光感,甚至无任何症状。

2. 眼底检查可见玻璃体色素颗粒漂浮,可伴积血或后脱离。视网膜全层裂孔呈马蹄形、撕裂形、圆形、离断形,视网膜灰白隆起、表面不平,其上血管迂曲爬行,新鲜的视网膜脱离可随眼球运动而运动,陈旧者视网膜僵硬伴固定皱褶,可见视网膜前或视网膜下增生(图6-4-1,图6-4-2)。

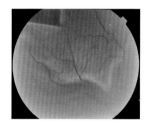
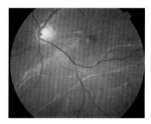

图 6-4-1　孔源性视网膜脱离,示裂孔

图 6-4-2　孔源性视网膜脱离

3. 部分患者可有低眼压,陈旧性视网膜脱离者眼压可正常或升高。

4. 陈旧性视网膜脱离可并发白内障、前葡萄膜炎、虹膜红变或视网膜囊肿。

5. 儿童孔源性视网膜脱离多见于家族性渗出性玻璃体视网膜病变、视网膜变性、视网膜劈裂,必须详查对侧眼周边部视网膜,必要时查家属眼底。

【诊断】

根据病史和查体可以诊断,必要时可用三面镜详查周边视网膜。在屈光间质不清时可利用眼部 B 超检查协助诊断。

【鉴别诊断】

1. 视网膜劈裂 见本章。

2. 渗出性视网膜脱离 有其他原发病,视网膜下液随体位变化而变化,视网膜表面光滑无牵拉皱褶。

3. 牵拉性视网膜脱离 视网膜前可见纤维血管增生膜形成环状或帐篷样牵拉视网膜导致脱离,牵拉力主要从前后方向牵拉引起,常有眼部原发疾病。

【治疗】

1. 发现新鲜的急性孔源性视网膜脱离危及黄斑中心凹者应眼球制动、卧床休息直至实施急诊手术。

2. 未累及黄斑的孔源性视网膜脱离属急诊手术范畴,应尽早行视网膜脱离复位术。

3. 视网膜下液极少的裂孔可行激光封闭裂孔或冷冻视网膜裂孔。

4. 视网膜脱离复位术术式包括巩膜扣带术、玻璃体视网膜手术。

5. 陈旧性、无症状的视网膜脱离若长时间保持静止,可密切观察。

【预后与随访】

所有出现症状的视网膜脱离如不治疗均会进展,严重者导致永久性视力丧失甚至眼球萎缩。

视力预后与黄斑受累程度和时间相关。黄斑未受累者预后较好,黄斑受累者常导致永久性中心视力损害,且脱离时间越长预后越差。

第五节 葡萄膜炎

一、感染性葡萄膜炎

(一) 先天性梅毒

【概述】

梅毒螺旋体长 5~15μm,宽小于 0.18μm,易于穿过胎盘,几乎所有妊娠 16 周以后获得初期梅毒的母亲生育的孩子均会发生先天性梅毒;若妊娠期患二期梅毒或潜伏期梅毒,孩子感染的风险略低。

【临床特征】

1. 双眼患病,2 岁前发病,之后由于持续的炎症和超敏反应出现其他症状。

2. 脉络膜毛细血管多灶性炎症,早期难以辨认,晚期出现脉络膜萎缩斑块,RPE 呈局灶型团状增生和色素减少相交替,血管变细可成白鞘,视神经萎缩。

3. 基质性角膜炎、耳聋和牙齿异常三联征高度提示患有先天性梅毒。

4. 可伴先天性白内障、急性虹膜炎、巩膜炎和浅层巩膜炎、眼眶畸形、鼻泪管狭窄、泪腺炎、结膜或泪阜黏膜斑。

5. 全身症状有肝脾肿大、黄疸、全身淋巴结肿大、肾病等。

【鉴别诊断】

1. 后天性梅毒

2. 其他原因引起的脉络膜炎

3. 其他原因引起的基质性角膜炎

【治疗】

1. 对于原发病使用青霉素治疗,新生儿对青霉素不敏感,又没有其他可替代药物,临床仍旧使用青霉素静脉注射治疗该病,根据病情变化调整剂量。

2. 眼部其他症状对症治疗。

(二) 先天性弓形虫病脉络膜视网膜炎

【概述】

由刚地弓形虫感染所致,病原体为原虫,猫科动物为唯一终宿主,中间宿主包括哺乳动物、鸟类和爬行动物,多由粪口途径传播,孕妇感染后垂直传播给胎儿。

【临床特征】

1. 出生即患病,双眼患病。

2. 主诉多为家长发现患儿追物差、眼球震颤、斜视、小眼球前来就诊。

3. 瘢痕表现为边界清楚的类圆形黄斑区视网膜脉络膜萎缩斑,边缘色素增殖,周围可伴放射状视网膜皱褶。

4. 位于瘢痕边缘的缓殖子重新活动可导致疾病复发,邻近原陈旧性瘢痕处可出现特征性"卫星形"活动性病灶,呈多个类圆形边界欠清的白色肉芽肿性病灶,大小不一,小点状或大于 1PD,病灶周围视网膜水肿;周边部葡萄膜炎可出现雪堤样改变;还可伴有玻璃体炎、视网膜血管炎、黄斑水肿、视盘水肿。

5. FFA　活动性病变早期荧光遮蔽,之后迅速被强荧光代替,晚期荧光渗漏。

6. 典型的先天性弓形虫病表现为视网膜脉络膜炎、颅内钙化和精神运动障碍。

7. 若于妊娠早期感染可导致胎儿死产、流产或先天畸形。

8. 出生时的活动性感染表现有脑炎、淋巴结肿大、肝脾肿大、黄疸、肺炎、皮疹、血小板减少性紫癜、脑积水、小头畸形、癫痫等,但存在以上表现的新生儿很少存活超过几个月。

【鉴别诊断】

1. 先天性梅毒

2. 后天性弓形虫病脉络膜视网膜炎

3. 结核性脉络膜视网膜炎

【治疗】

1. 抗弓形虫药物　有活动性眼部病变的新生儿要使用乙胺嘧啶、磺胺嘧啶驱虫治疗,可联合克林霉素或螺旋霉素,无论活动性病变是否消退,疗程至少要持续到 1 岁。有学者提出对早期发现非活动性疾病的新生儿给予预防性治疗,但尚有争议。

2. 糖皮质激素　眼前节活动性炎症可加用局部糖皮质激素对症治疗,黄斑水肿或视盘水肿患者可加用全身糖皮质激素,但必须在使用驱虫抗菌治疗的前提下,不可单独使用糖皮质激素。

3. 偶有使用激光或冷冻治疗包围、破坏局部病变,玻璃体切割术去除玻璃体混浊。

4. 娠期感染于前 6 个月选用螺旋霉素和磺胺嘧啶治疗,但要注意药物副作用。

【预后与随访】

本病视力严重受损,部分患者可有皮质盲。孕期避免接触猫科动物,杜绝使用生冷肉类有助于预防此病发生。

(三)眼弓蛔虫病

【概述】

眼弓蛔虫病主要由犬弓蛔虫或猫弓蛔虫感染所致,人是中间宿主,经粪口途径感染,幼虫经消化系统进入人体,穿透小肠壁进入肝门静脉及肠淋巴循环而到达身体各处,称为内脏蚴虫移行症。系统性的弓蛔虫感染与眼弓蛔虫病并无明显关联。

【临床特征】

1. 常单眼发病,多于学龄期发病,大多数患者无内脏幼虫移行病史。

2. 有猫科犬科动物密切接触史或异食癖。

3. 主诉多为家长发现斜视或瞳孔区发白,年长儿自觉无痛性视力下降、飞蚊症或体检发现视力不佳。

4. 主要表现为脉络膜视网膜病变,早期多表现为玻璃体炎和中间葡萄膜炎;玻璃体炎具有特征的分层纱膜样;脉络膜视网膜灰白色肉芽肿为此病特征,可位于后极部或周边部;后极部炎症可继发产生 CNV;周边部炎性团块增生后可形成与视盘相连的条索牵拉视网膜;一般不累及晶状体,但混浊的玻璃体前界膜与晶状体后囊粘连紧密难于分离;视神经受累时视盘可有水肿或色淡的改变。

5. 眼前节一般安静,偶有虹膜结节、前房积脓、睫状体炎、并发性白内障、继发性青光眼等。

6. 可伴有其他器官感染的症状,如发热、乏力、面色苍白、体重减轻、肝脾肿大、腹部和四肢皮肤红斑等。

7. FFA 早期肉芽肿荧光遮蔽,随时间延长呈强荧光并渗漏明显;陈旧病灶晚期着染。

8. 眼部 B 超 玻璃体混浊呈树枝状是本病特征性表现,当屈光间质不清时有助于判断视网膜脱离和肉芽肿位置,对鉴别 Rb 也有重要意义。

9. 由于人是中间宿主,故粪便中找不到虫卵或幼虫,嗜酸性粒细胞一般不升高,血清和眼内液抗弓蛔虫抗体滴度增高≥1∶8有诊断意义。

【鉴别诊断】

1. 视网膜母细胞瘤

2. 青少年类风湿性关节炎

3. 感染性眼内炎

【治疗】

1. 阿苯达唑和噻苯达唑驱虫治疗存在争议,反对者认为肉芽肿性炎症系幼虫死亡后发生的超敏反应,且服用药物杀死活体幼虫可能引起更严重的炎症反应。

2. 活动性病灶可行糖皮质激素全身治疗;伴有前节炎症反应者可予糖皮质激素、睫状肌麻痹剂局部点眼治疗。

3. 激光光凝可杀死视网膜内的活体幼虫,但是虫体死亡可能引起严重的炎症反应,故必须联合全身糖皮质激素抗炎治疗。

4. 玻璃体视网膜手术对于切除玻璃体炎症、肉芽肿团块、缓解视网膜牵拉有帮助。

【预后与随访】

若肉芽肿不发生于黄斑区,治疗及时者预后较好。若累及黄斑、发生视网膜脱离者预后较差。

二、非感染性葡萄膜炎

(一) 青少年类风湿性关节炎

【概述】

青少年类风湿性关节炎(juvenile rheumatoid arthritis, JRA)也称为青少年特发性关节炎(juvenile idiopathic arthritis, JIA),是儿童时期最常见的慢性非感染性葡萄膜炎,发病率约为1∶10 000。根据全身及关节受累分为全身型、少数关节型和多关节型。

【临床特征】

1. 多为双眼受累,女孩多见,大部分患者为少数关节型。

2. 大部分患儿关节炎早于葡萄膜炎发生,故常为儿科或风湿科医师转诊至眼科就诊,症状多为无痛性视力下降。

3. 眼部症状为非肉芽肿性葡萄膜炎，前节首先受累，可表现为角膜下方 KP、前房细胞、Tyndall 征（+）、虹膜后粘连，炎症细胞可弥散至玻璃体；长期炎症可导致并发性白内障、角膜带状变性、低眼压、黄斑囊样水肿等。

4. ANA 通常增高，RF 正常。

【鉴别诊断】

1. 青少年强直性脊柱炎

2. 青少年反应性关节炎

3. 炎性结肠炎伴发的关节炎和葡萄膜炎

【治疗】

1. 全身使用糖皮质激素治疗原发病，根据病情或联合免疫抑制剂。

2. 眼部糖皮质激素点眼的基础上对症治疗。

【预后与随访】

葡萄膜炎早于关节炎出现的患儿预后差。

（二）肾小管间质性肾炎伴发葡萄膜炎

【概述】

肾小管间质性肾炎伴发葡萄膜炎是包括急性肾炎和葡萄膜炎的一种罕见的综合征，通常急性间质性肾炎发病在先。

【临床特征】

1. 双眼患病，多于青春期起病，女性多见。

2. 主诉多为眼红、眼痛、视物不清、畏光等。

3. 葡萄膜炎首先出现于眼前节，呈非肉芽肿性炎症表现，约 1/5 患者发生后葡萄膜炎，表现为玻璃体混浊、视盘水肿、视网膜弥漫性渗出、渗出性视网膜脱离等。

4. 可并发虹膜后粘连、白内障、青光眼、黄斑囊样水肿、黄斑皱褶、脉络膜视网膜瘢痕等。

5. 伴有肾病症状和体征，如发热、乏力、体重减轻、萎靡不振等，血清肌酐清除率低。

【鉴别诊断】

青少年类风湿性关节炎。

【治疗】

1. 糖皮质激素原发病，根据病情或联合免疫抑制剂。

2. 对白内障、青光眼等并发症对症治疗。

【预后与随访】

眼部预后较好,葡萄膜炎可以自发性或全身糖皮质激素治疗后消退。但尽管使用糖皮质激素和免疫抑制剂,仍有部分患儿出现慢性肾衰竭。

第六节　视网膜和脉络膜肿瘤

一、视网膜肿瘤

(一)视网膜母细胞瘤

【概述】

视网膜母细胞瘤(retinoblastoma,Rb)是儿童最常见的眼内恶性肿瘤,源自神经外胚层,可全身转移,发病率为1∶(15 000~20 000)。临床发现仅 10% 的患儿家族史阳性,其余均为散发病例。遗传型 Rb 为生殖细胞和体细胞均发生 RB1 基因突变,否则为非遗传型,可能与环境暴露因素如放射线暴露、焊接和金属行业、体外受精、HPV 感染等有关。由于致病基因明确,产前诊断和遗传咨询十分重要。

【临床特征】

1. 单眼发病约占 2/3,双眼发病约占 1/3,大多在 3 岁以内发病。

2. 由于患者多为婴幼儿,多为家长发现瞳孔区白色反光或斜视前来就诊,年长儿可主诉视力下降、视物遮挡。

3. 眼底检查可见黄白色或灰白色视网膜实性占位,其他伴随体征还有继发性青光眼、无菌性眶蜂窝织炎、假性前房积脓、前房积血、玻璃体积血、虹膜红变、葡萄膜炎、眼球震颤等。

4. 遗传型 Rb 患儿易发生第二恶性肿瘤如肉瘤、长骨骨肉瘤、松果体母细胞瘤,双眼 Rb 合并独立颅内肿瘤称为三侧性视网膜母细胞瘤。

5. 国内根据病情可分四期

(1)眼内生长期:早期眼底任何部位可见灰白色、白色,单个或多个隆起结节。可见瞳孔区白色反光。

(2)青光眼期:肿瘤长大,眼压增高。

（3）眼外扩展期：肿瘤细胞沿视神经蔓延至眶内和颅内，眼球突出，甚至表面坏死出血。

（4）全身转移期：肿瘤细胞经淋巴管向淋巴结、软组织转移，经血循环向全身转移。

6. 疾病分为眼内期和眼外期。眼内期采用国际眼内视网膜母细胞瘤分期 IIRC（International Intraocular Retinoblastoma Classification, IIRC）分期指导治疗方案，由轻到重分为五组，眼外期按 TNM 分期（图 6-6-1~ 图 6-6-8）：

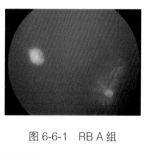

图 6-6-1　RB A 组

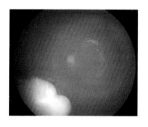

图 6-6-2　RB B 组

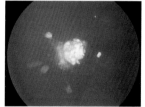

图 6-6-3　RB C 组

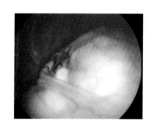

图 6-6-4　RB D 组

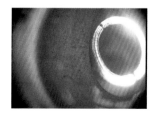

图 6-6-5　RB E 组，虹膜新生血管

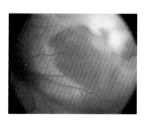

图 6-6-6　RB E 组

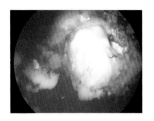

图 6-6-7 RB 玻璃体播散

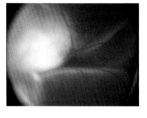

图 6-6-8 RB 视网膜脱离，瘤体出血

A 组：极低风险，肿瘤≤3mm，局限在视网膜，距离黄斑 >3mm 并且距离视盘 >1.5mm。没有玻璃体或者视网膜下的种植。

B 组：低风险，A 组以外的视网膜肿瘤，大小及位置不限；没有玻璃体或视网膜下的种植，无肿瘤弥散；视网膜脱离范围在肿瘤基底部 3mm 以内。

C 组：中度风险，无论大小或者位置，视网膜肿瘤是弥散的，所有种植必须是局限且细小的，距离瘤体 3mm 以内，可用放射敷贴法治疗；视网膜下液局限于一个象限内。

D 组：高风险，超过 C 组的弥散的玻璃体或者视网膜下的种植；巨大的或者弥散的肿瘤，可以有细小的或者油脂状的玻璃体种植或无血管团块；视网膜下的种植成斑块状；视网膜脱离范围超过一个象限。

E 组：极高风险，肿瘤造成眼球解剖或功能上的损害，并有以下的特点之一：新生血管性青光眼，大量的球内出血，无菌性眼眶蜂窝织炎，肿瘤达到玻璃体前，肿瘤触及晶状体，弥散型 RB，眼球痨。

7. B 超可见实性肿块呈半球形或不规则形，内回声不均，多有强回声伴声影，CDI 检查显示瘤体有高阻型血流信号。

8. CT 检查可见眼内密度增高不均匀肿块，伴钙斑，可伴视神经孔扩大。

9. MRI 可显示视神经、颅内的侵犯病灶。

10. 细针穿刺活检 由于肿瘤细胞可能通过穿刺针道转移种植，且活检有效组织量不定，故此法备受争议，仅用于十分难以诊断的不典型 Rb。

【鉴别诊断】

1. Coats 病

2. 视网膜错构瘤

3. 早产儿视网膜病变

4. 永存胚胎血管综合征

【治疗】

1. 目前主要的治疗模式是以化疗为基础的综合治疗。

2. 全身化疗　CEV 方案最常用(长春新碱、依托泊苷、卡铂),还有人在此基础上增加其他药物,例如环孢素等。辅助性化疗针对眼球摘除后具有以下高风险因素者,包括大范围(超过 2mm)的脉络膜侵犯、筛板后视神经侵犯、巩膜侵犯、虹膜侵犯等。治疗性化疗针对眼外期肿瘤、中枢神经受侵者、局部或者全身转移者、三侧性肿瘤以及各期眼内期肿瘤。

3. 局部治疗　包括冷冻、激光、巩膜敷贴器、外放射治疗等。国内外少数医院近年来还开展了眼动脉栓塞治疗,由于其并发症和操作困难,尚未广泛开展。玻璃体腔注射化疗药物和玻璃体视网膜手术由于考虑到肿瘤的转移种植而备受争议。具体治疗方法依赖于 IIRC 分期:A 组病例因为肿瘤较小,可以使用激光或者冷冻治疗(图 6-6-9);B 组和 C 组常在化学减容后结合局部治疗;单眼 D 组建议化学减容后再行眼球摘除,双眼 D 组建议先行化

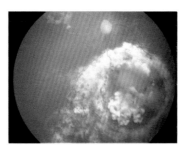

图 6-6-9　RB 激光后瘤体萎缩、钙化

学减容后,将无治愈希望的眼球摘除;E组病例建议眼球摘除。

【预后】

1. 视力预后 视力取决于病变范围(是否侵及黄斑、视神经)和治疗效果。

2. 生命预后 发达国家采用综合治疗方法5年生存率在90%以上,发展中国家目前约为50%。影响预后的主要因素是肿瘤是否转移及侵犯的程度,50%患者死于眼外转移,20%患者因发生第二肿瘤致死,单发小肿瘤生命预后良好。

【随访】

1. 充分的散瞳和全麻下的检查(examination under anesthesia,EUA)非常重要,尤其使用婴幼儿广角眼底照相机RetCam配合巩膜压迫器可以检查全部视网膜,可以发现早期较小的肿瘤。

2. 最初几年随访(特别是初次确诊后的第一年)主要观察RB的治疗情况,眼压检查、眼前节检查和RetCam检查的基础上,选择性地复查B超、CDI、MRI或CT检测肿瘤大小、隆起高度、基底径或基底面积与视神经关系和肿瘤形态的变化。

3. 对高危家庭新生儿的新发瘤体应当定期监测:3岁以前每4个月全麻检查一次;5岁前半年检查一次;5岁以后每半年至1年检查一次。

(二)视网膜海绵状血管瘤

【概述】

视网膜海绵状血管瘤是一种常染色体显性遗传的视网膜血管错构瘤,属于先天性血管畸形。若合并皮肤和中枢神经系统的类似病变,称为神经-眼-皮肤综合征。

【临床特征】

1. 单眼发病,出生即患病。

2. 常无自觉症状,若病灶累及黄斑区或发生玻璃体积血可有视力下降、视物变形、眼前飘黑影的症状。

3. 眼底检查可见位于视网膜内层暗红色、轻微隆起、大小不一的薄壁囊状的血管瘤,呈葡萄串状外观,表面可有白色薄膜覆盖,有时可见囊腔内血浆与血细胞分离的液平面,无供养血管、无脂质渗出物。

4. 部分陈旧病变可激发纤维增生,牵拉血管导致视网膜下出血或玻璃体积血。

5. **FFA** 其特征性表现有确诊意义。早期瘤体充盈非常迟缓且遮蔽荧光,一般自瘤体周边部开始向血管囊腔内缓慢充盈,中晚期出现典型的"帽状荧光",系囊腔内血浆/血细胞分离的液平面所致,下方血细胞遮蔽荧光,上方血浆荧光积存,全程瘤体无荧光渗漏。

【鉴别诊断】

1. 视网膜毛细血管瘤

2. 视网膜大动脉瘤

3. Coats 病

【治疗】

1. 多数患者病情稳定,无须治疗。

2. 对瘤体行光凝、冷凝或 TTT 治疗的方法尚有争议,反对者认为治疗后发生纤维增生、瘢痕收缩导致玻璃体积血可使视力下降。

3. 继发大量玻璃体积血且长时间无法吸收者,可行玻璃体视网膜手术。

【预后与随访】

大部分视网膜海绵状血管瘤患者病情稳定,视力预后良好;若合并中枢神经系统的海绵状血管瘤,则可威胁生命。

(三) 视网膜和视网膜色素上皮联合错构瘤

【概述】

视网膜和视网膜色素上皮联合错构瘤是一种罕见的色素性良性肿瘤,病理基础为视网膜和视网膜色素上皮组织内多种成分如 RPE、纤维血管组织和胶质细胞等。

【临床特征】

1. 单眼多见,多于学龄期和青春期出现症状。

2. 多无不适主诉,直至肿瘤累及视神经或黄斑区导致视力下降,或肿瘤继发视网膜前膜导致视物变形前来就诊,也有主诉家长发现孩子斜视。

3. 眼底检查可见累及视网膜及视网膜下的占位性病

变,边界不清,好发于视盘、盘周、黄斑区,仅有极少数发生于中周部视网膜,瘤体颜色根据其成分不同而各异,如棕色、橙色、灰色或黄色。病灶表面血管走行扭曲,远端血管由于牵拉走行僵直、变细,病灶表面可有纤维增殖(图6-6-10)。

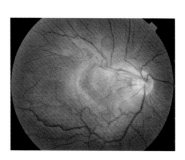

图6-6-10　视网膜和视网膜色素上皮联合错构瘤

4. 部分患者由于视网膜前膜牵拉和收缩可导致视网膜及视网膜下渗出、出血,少数病例可以出现玻璃体积血、CNV。

5. FFA　早期瘤体荧光遮蔽,瘤体内血管扭曲伴渗漏,周围由于RPE脱色素呈现强荧光;晚期病灶区域弥漫性荧光渗漏。造影全程瘤体外视网膜血管未见明显异常荧光。

6. OCT　视网膜层次结构模糊,视网膜内层、RPE不同程度的占位性病灶,对于显示视网膜前膜和CNV有帮助。

7. 部分患者伴有全身疾病,如神经纤维瘤病I型或II型,青少年鼻咽血管纤维瘤。

【鉴别诊断】

1. 脉络膜黑色素瘤

2. 视网膜母细胞瘤

3. 视盘星形胶质细胞错构瘤

【治疗】

1. 病情及视力稳定者无须治疗。

2. 视网膜前增殖膜牵拉收缩累及黄斑区者,可行玻璃体视网膜手术剥除增殖膜缓解牵拉。

【预后与随访】

大部分长期保持稳定,但视网膜前胶质收缩导致的视网膜前膜和视网膜皱褶,即便手术后中心视力通常也难以保留。

(四)视网膜星状细胞错构瘤

【概述】

视网膜星状细胞错构瘤是一种先天性良性肿瘤,起源于内层视网膜。此病属于母斑病,常伴发结节性硬化症,偶见于神经纤维病,也有不伴全身疾病的孤立性星状细胞错构瘤。结节性硬化症是一种常染色体显性遗传病,发病率在 1/15 000 到 1/100 000,约 60% 的患者存在自体基因突变。导致结节性硬化症的突变位点位于 9q34 和 16p13 的 *TSC1* 或者 *TSC2* 基因。

【临床特征】

1. 先天性疾病,出生即患病,常在青少年期出现症状。

2. 单眼双眼患病约各占一半,早期无症状,累及黄斑区和视神经时有无痛性视力下降,也有患者因视野暗点前来就诊;部分患有结节性硬化症的儿童可先出现皮肤和神经系统的症状,即皮肤"鲨鱼皮斑"、智力障碍和癫痫发作,之后由眼科会诊发现肿瘤。

3. 好发于视盘、盘周和后极部,肿瘤边界清晰,肿瘤内血管丰富,眼底检查可见两种类型:一类是半透明无钙化的扁平较小的光滑肿瘤,可随病情迁延逐渐钙化;另一类是不透明钙化的较大桑葚样结节性团块。

4. 肿瘤内部丰富的血管、肿瘤周围扩张的毛细血管或视网膜新生血管破裂、渗出可导致玻璃体积血、视网膜下出血、渗出性视网膜脱离。

5. 极少见的眼部表现还有虹膜斑块、视网膜色素上皮减退、虹膜睫状体错构瘤。

6. FFA 动脉期肿瘤呈相对的弱荧光,其上和周围的血管扭曲但无明显扩张。静脉期肿瘤内部丰富的血管呈较为均匀的强荧光。晚期瘤体荧光渗漏。

7. OCT　肿瘤代替了正常的视网膜结构,病变位于视网膜内层结构,表现为光学高反射区,伴有视网膜后遮蔽。

【鉴别诊断】

1. 视网膜母细胞瘤

2. 视盘玻璃疣

3. 视网膜或视神经肉芽肿

【治疗】

1. 病情稳定者无须治疗。

2. 若肿瘤生长迅速导致视网膜脱离或黄斑渗出可激光光凝瘤体以促进视网膜渗出的吸收。

3. 继发大量玻璃体积血且长时间不吸收者可行玻璃体视网膜手术。

4. 对以眼科首诊的视网膜星状细胞错构瘤患者应该进行全身检查以除外结节性硬化症,患病者积极治疗全身疾病。

【预后与随访】

1. 视网膜星状细胞错构瘤一般较稳定,可在数年内缓慢生长和钙化。

2. 神经系统和内脏受累的结节性硬化症可威胁生命。

(五) 视盘毛细血管瘤

【概述】

视盘毛细血管瘤是一种先天性遗传性斑痣性错构瘤,遗传方式有常染色体显性遗传或散发病例,属于视网膜血管发育异常。

【临床特征】

1. 出生即患病,但早期无症状,部分患者体检发现,或继发病变累及黄斑后导致视力下降前来就诊。

2. 可单眼或双眼患病,眼底检查根据表现分为内生型和外生型:内生型多见,边界清晰的橘红色或红色球形瘤体,可部分或完全遮挡视盘。外生型呈橘黄色,边界不清,遮挡视盘边缘,往往与视盘水肿混淆。视盘毛细血管瘤和视网膜毛细血管瘤可独立发生也可同时发生。

3. 肿瘤渗出可继发黄斑囊样变性或黄斑水肿、视网膜下出血、玻璃体积血,极少出现严重的视网膜脱离、葡萄膜炎、继发性青光眼。

4. FFA 动脉期瘤体迅速充盈呈强荧光,随时间延长荧光渗漏呈团状强荧光,晚期有冲刷现象。

【鉴别诊断】

1. 视网膜星状细胞错构瘤

2. 视盘玻璃疣

【治疗】

1. 病情稳定者,可定期观察。

2. 若发生出血、渗出、视网膜脱离等并发症者,可予以激光、冷冻、TTT 或 PDT 治疗,但疗效常不理想。

3. 若继发新生血管膜或视网膜表面有纤维增殖膜牵拉收缩导致黄斑区视网膜皱褶、牵拉性视网膜脱离,可考虑玻璃体视网膜手术解除牵拉。

【预后与随访】

由于肿瘤常继发黄斑水肿、出血、渗出、增殖,且肿瘤位置难以治疗,通常视力预后较差。

(六) von Hippel 病

【概述】

是一种血管瘤增殖性病变,单发的视网膜毛细血管瘤称为 von Hippel 病,伴有小脑的血管瘤或其他脏器异常的视网膜毛细血管瘤称为 von Hippel-Lindau 综合征,后者一般符合常染色体显性遗传规律。

【临床特征】

1. 双眼发病占 30%~50%,无性别差异,学龄期或青春期发病。

2. 无症状体检发现,或出现视力下降、视物变形、视野缺损,或家长发现患儿斜视前来就诊。

3. 早期瘤体可独立存在于周边部视网膜,呈微血管瘤样红色病灶,瘤体增长后表现为典型的"红太阳"改变,即与迂曲扩张的滋养动脉和回流静脉相连的橘红色的类圆形占位性病变,多为单个病灶;瘤体周围可见出血、黄白脂质渗出、黄斑区星芒状渗出、渗出性视网膜脱离等继发性改变；瘤体表面及周围可发生纤维增殖、牵拉导致牵拉性或孔源性视网膜脱离；晚期可导致继发性青光眼、并发性白内障、葡萄膜炎、低眼压甚至眼球萎缩等（图 6-6-11，图 6-6-12）。

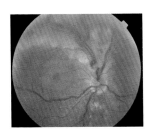

图 6-6-11　von Hippel 病，迂曲扩张的滋养动脉和回流静脉

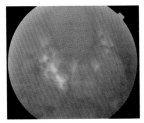

图 6-6-12　von Hippel 病，示瘤体

4. FFA　动脉期瘤体滋养动脉迅速充盈，瘤体引流静脉的层流比视网膜其他部位的静脉出现早，静脉期强荧光，周围毛细血管扩张并轻微渗漏，晚期瘤体内荧光出现"冲刷"现象。

5. 头颅 CT 和 DSA 检查有助于发现小脑血管瘤，可有头痛、恶心、眩晕、呕吐、单侧运动失调、颈强直、癫痫等改变；腹部 B 超有助于发现肾囊肿。

【鉴别诊断】

1. 视网膜血管增生性肿瘤

2. 视网膜大动脉瘤

3. 视网膜蔓状血管瘤

【治疗】

1. 肿瘤小于 500μm，无渗出、出血、牵拉，病情稳定，视力不受影响者无须治疗，随访观察即可。

2. 若瘤体大于 500μm 常发生视网膜继发性改变，可早期破坏肿瘤，根据瘤体大小、位置采用激光光凝滋养动脉、TTT、冷冻、PDT、巩膜外放液联合冷冻、放射敷贴治疗等。

3. 玻璃体视网膜手术和抗 VEGF 治疗在出现并发症有适应证时可以选用。

4. von Hippel-Lindau 综合征患者应治疗其他系统的病变。

【预后与随访】

1. 视病情轻重和治疗早晚视力预后不一。

2. 合并中枢神经系统或其他脏器病变的患者可能危及生命。

二、脉络膜肿瘤

(一) 脉络膜痣

【概述】

脉络膜痣是黑色素细胞局限性聚集于脉络膜组织而形成的良性肿瘤。肿瘤一般为先天性,即脉络膜的"胎记",也可为后天性。

【临床特征】

1. 多无自觉症状,于体检时发现,偶有视力下降、视物变形等主诉。

2. 病灶多位于赤道部,黄斑区少见,眼底可见视网膜下圆形或类圆形边界清晰青灰色斑,大小不一,扁平状或轻微隆起,表面及周围可有脱色素或黄色脂褐质沉积颗粒,其上视网膜和血管无异常(图 6-6-13)。

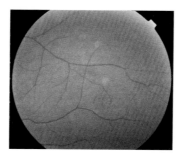

图 6-6-13　脉络膜痣

3. 少数由于病灶附近 RPE 受损导致视网膜下积液，CNV 偶见。

4. 病变一般静止或生长相当缓慢，若迅速增长呈不规则地图状，则应考虑恶变的倾向。

5. FFA　全程荧光遮蔽，边界清晰，瘤体及周围无荧光渗漏。若色素含量较少，可程相对较弱的荧光遮蔽或大致正常荧光。RPE 脱色素可使瘤体荧光呈斑驳样。

【鉴别诊断】

1. 脉络膜黑色素瘤

2. 视网膜下出血

3. 脉络膜转移癌

【治疗】

1. 原发病无须治疗，但少数病例有恶变倾向，应注意随访。

2. 继发浆液性视网膜脱离或 CNV 者可行激光或 PDT 治疗。

（二）Sturge-Weber 综合征

【概述】

Sturge-Weber 综合征（Sturge-Weber syndrome，SWS）又称脑颜面血管瘤综合征、大脑 - 眼 - 颜面血管瘤、脑三叉神经血管瘤病，是一种先天性非遗传性神经皮肤血管综合征，系胚胎早期中胚层和神经外胚层发育不良所致。

【临床特征】

1. 无性别差异，单眼发病。

2. 婴幼儿多由于出生后发现颜面鲜红斑痣后前来眼科就诊，较年长儿童也可以眼胀痛、头痛、视力下降为主诉。

3. 典型的眼部表现　为脉络膜血管瘤，可分为弥漫性和限局性，前者多见；弥漫性为脉络膜广泛增厚，眼底呈番茄酱样，有时可见脉络膜和视网膜血管扩张迂曲；限局性呈圆形或类圆形橘红色隆起，周围 RPE 改变、视网膜水肿、渗出性视网膜脱离；可伴虹膜异色；约 1/3 患者发生继发性青光眼，其中半数以上在婴幼儿期就出现眼压升高。

4. 皮肤表现　沿三叉神经或其中一支分布的鲜红斑

痣,斑片样,压之褪色,不过中线。

5. **神经系统表现** 癫痫、头痛、偏头痛、同侧脑膜血管瘤、颅内钙化、智力低下等。

【鉴别诊断】

1. 脉络膜黑色素瘤

2. 视网膜下出血

3. 脉络膜痣

【治疗】

1. 弥漫性脉络膜血管瘤无有效治疗方法,限局性脉络膜血管瘤可采用激光、TTT、PDT 或放射敷贴治疗。

2. 继发性青光眼根据眼压情况选择不同的抗青光眼治疗方法。

3. 中枢神经系统对症治疗。

4. 鲜红斑痣若范围小可行激光治疗。

第七节 眼外伤

一、摇晃婴儿综合征

【概述】

摇晃婴儿综合征(shaken baby syndrome, SBS)是由于婴儿头部反复加速 - 减速力量摇晃导致的一种颅内出血、视网膜出血、脑挫伤和脑撕裂伤的综合征,是婴儿重度身体受虐待的表现,常无外部创伤的表现。大脑中桥静脉过度牵拉导致撕裂是颅内出血的原因。

【临床特征】

1. 常见于 1 岁以内的婴儿,年龄越小、病情越重,曾有被剧烈摇晃史。

2. 眼部体征为不同程度的视网膜前出血,多见于双眼,可不对称,少数患者可有视网膜下出血、玻璃体积血;可伴有棉绒斑、创伤性视网膜劈裂、视网膜脱离、黄斑水肿。

3. 颅脑损伤包括蛛网膜下腔出血、双侧硬脑膜下出血、脑水肿,硬脑膜下血肿较大者可产生占位效应导致脑疝。

4. 全身症状有意识障碍、嗜睡、抽搐等，部分患儿可有肋骨骨折。

5. 头部 CT 或 MRI 对颅内出血有诊断意义。

【鉴别诊断】

新生儿视网膜出血

【治疗】

1. 首先挽救生命，针对颅内病变进行治疗。

2. 视网膜出血一般可自行吸收，黄斑区大量致密出血长期不吸收者可采用玻璃体视网膜手术清除。

【预后与随访】

患儿被剧烈摇晃的病史一般很难得到，故若患儿有意识障碍、嗜睡、抽搐等全身症状，除外神经系统感染等病因，应考虑该病。本病死亡率高，即使未死亡，也可能留下瘫痪、失忆及影响智力等后遗症。

二、产伤

【概述】

在分娩过程中导致的眼部损伤称为眼部产伤，多见于产程延长、产钳助产或使用其他手术器械时。

【临床特征】

1. 手术器械的直接损伤可表现为眼睑裂伤、结膜裂伤、角膜上皮损伤等。

2. 产钳和产道的挤压伤可表现为结膜下出血、角膜后弹力层破裂、前房积血、Purtscher 视网膜病变、视网膜出血等。

3. 即使是正常的自然分娩也可出现结膜下出血和视网膜出血（图 6-7-1）。

【鉴别诊断】

摇晃婴儿综合征

【治疗】

1. 对各种损伤对症处理。

2. 视网膜出血多数能自行吸收，对于黄斑区大量致密出血长期不吸收者可采用玻璃体视网膜手术清除，避免

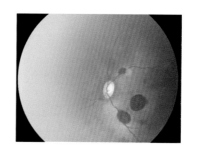

图 6-7-1　视网膜出血

形成弱视。

三、激光性黄斑损伤

【概述】

儿童眼外伤较为常见,累及眼后段的损伤原因多样。儿童眼外伤的致伤物有其特点,激光笔导致的黄斑损伤是近年来特殊眼外伤的一种,加强大功率激光笔的管制也迫在眉睫。

【临床特征】

1. 曾有注视大功率激光束病史。

2. 注视眼突发无痛性视力下降或中心暗点、视物变形。

3. 眼底检查可见黄斑区水肿、渗出、出血甚至裂孔,重者可诱发 CNV(图 6-7-2,图 6-7-3)。

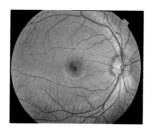

图 6-7-2　激光性黄斑损伤,右眼眼底相

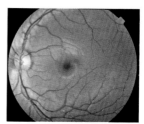

图 6-7-3　激光性黄斑损伤,左眼眼底相

4. OCT 有助于判断损伤的程度和层次 (图 6-7-4,图 6-7-5)。

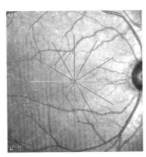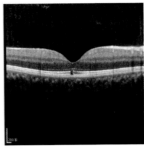

图 6-7-4　激光性黄斑损伤,右眼 OCT

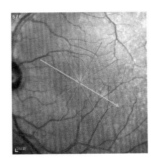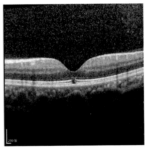

图 6-7-5　激光性黄斑损伤,左眼 OCT

【鉴别诊断】

日光性黄斑病变

【治疗】

1. 轻者无须治疗,但需要密切随访。

2. 使用糖皮质激素减轻炎症反应的效果有争议。

3. 若发生 CNV 可行抗 VEGF 治疗。

【预后与随访】

重者可留有永久的中心暗点。

四、儿童视网膜和脉络膜外伤

【概述】

眼外伤可简单分为两大类:闭合性眼外伤和开放性眼外伤。闭合性眼外伤包括眼球及其附属器的钝挫性损伤,包括眼球壁的板层撕裂,但并没有眼球壁的全层裂伤。开放性眼外伤意味着眼球全层裂伤,可进一步分为破裂伤、穿通伤和贯通伤,伴或不伴眼内异物。

【临床特征】

1. 儿童眼外伤最常见的病因是运动,尤其是篮球、羽毛球、足球、网球,其次是儿童玩耍时不慎受伤,如剪刀、玩具、棍棒、树枝、餐具、文具、石子、烟花爆竹等,另外还有交通事故、化学物质、动物或宠物致伤等。

2. 男孩的眼外伤发生率比女孩多 4 倍。

3. 外伤性黄斑裂孔　其典型临床表现为中心视力明显丧失,眼底检查可见黄斑区暗红色圆形或椭圆形视网膜裂孔。

4. 视网膜震荡　指视网膜神经上皮层深层的一过性灰白色混浊,大多发生于伤后 4~12 小时,若视网膜震荡累及黄斑,又称为 Berlin 水肿,可出现黄斑樱桃红斑,类似于视网膜中央动脉阻塞时黄斑的表现。患者视力受损的程度通常取决于视网膜震荡的程度和部位。晚期并发症包括黄斑囊肿、黄斑裂孔、视网膜色素上皮紊乱。

5. 外伤性视网膜裂孔和脱离　眼球钝挫伤和穿通伤均可引起视网膜裂孔和脱离,但是钝挫伤引起的视网膜脱离可以不在受伤当时出现。视网膜马蹄形裂孔、锯齿缘离断、视网膜巨大裂孔均可由钝挫伤导致,而穿通伤导致的裂孔往往在伤道处。低龄儿童往往很难自己察觉到视力下降,查体可见视网膜青灰色隆起、锯齿缘离断、视网膜裂孔、视网膜前或视网膜下纤维增生、视网膜囊肿等。

6. 外伤性脉络膜破裂　眼球前部冲击力通过眼内容传导至眼后部,使脉络膜压迫于巩膜上,导致视网膜色素上皮层、Bruch 膜和脉络膜毛细血管层组织破裂称为外伤性脉络膜破裂。根据脉络膜破裂的位置和出血程度不同,可导致伤眼不同程度的视力下降和视野受损。脉络膜出血较多时可见视网膜下圆形隆起,待出血吸收后,可见灰白色或白色新月形脉络膜破裂伤痕,圆心朝向视盘,伤痕周围可有色素增生或出血。少数患者在远期可能形成脉络膜新生血管。

7. **外伤性脉络膜缺血**　待急性期视网膜出血、水肿、血管迂曲扩张消退后,表现为尖端朝向后极部的扇形或三角形脉络膜视网膜萎缩灶,故又称之为"三角综合征"。该损伤是由于外力使脉络膜分支动脉阻塞,该分支远端脉络膜缺血,其供应的 RPE 层和神经上皮层坏死。患者主诉为与受伤区域相应的扇形视野缺损,若缺血累及黄斑,则中心视力下降。FFA 上表现为病程早期缺血或出血导致弱荧光病灶,病程晚期为新生血管或病灶着染导致的强荧光病灶。

8. **交感性眼炎**　是指一眼眼球开放性损伤(含内眼手术)后呈慢性或亚急性肉芽肿性葡萄膜炎的过程,对侧眼继而发生同样性质的葡萄膜炎的过程,受伤眼称为诱发眼,对侧眼称为交感眼。通常有睫状充血、眼痛、畏光、角膜后 KP、Tyndall 现象、虹膜后粘连、瞳孔膜闭、虹膜新生血管、闪光感、视物变形、视物变小、玻璃体炎症细胞、脉络膜视网膜炎等肉芽肿性葡萄膜炎的特点。

9. **眼内异物**　眼内异物可分为金属性和非金属性,见于开放性眼外伤。除了导致眼部机械性损伤、继发感染、炎症等并发症以外,铁质或铜质异物还可与眼内组织蛋白结合产生毒性作用。一般沿伤道寻找异物,在屈光间质不清的情况下,眼部超声、CT、UBM 可起辅助作用。

(1) 眼内铁质异物可表现为角膜周边部棕色颗粒样沉着,虹膜锈斑、虹膜萎缩、后粘连、继发性青光眼、瞳孔对光反射迟钝或消失,晶状体前囊下铁锈样颗粒沉着,玻璃体内铁锈样点条状混浊,视盘充血、水肿,视网膜改变类似于视网膜色素变性,晚期视网膜与脉络膜均萎缩,ERG 表现为特征性的 a 波波幅升高、b 波波幅降低。

(2) 眼内铜质异物可引起急性无菌性眼内炎表现的铜质沉着症,具体可表现为角膜 Kayser-Fleischer 环、角膜、巩膜融解、前房铜绿色颗粒、前房积脓、虹膜黄绿色,瞳孔中度散大、对光反射迟钝,晶状体的表现最有特色,为前囊下和后囊出现黄绿色点状沉着物,晶状体皮质呈花环样混浊,全混浊后呈黄绿色,玻璃体出现黄绿色颗粒状混浊,黄斑呈灰黄色反光,异物沉着附近的视网膜呈灰绿色病灶。

【鉴别诊断】

1. 根据患者外伤史及典型临床表现和体征,一般不难鉴别。

2. 延迟发病的交感性眼炎需要和 Vogt- 小柳 - 原田综合征、晶状体过敏性葡萄膜炎相鉴别。

【治疗】

1. 儿童视网膜和脉络膜外伤是导致儿童单眼失明的最主要原因,此类损伤大部分是可以避免的,所以预防此类损伤的发生尤为重要。

2. 治疗总则为修复损伤、预防感染、避免并发症。

3. 外伤性黄斑裂孔有 10%~20% 可自行闭合,故受伤初期暂不急于手术,裂孔孔径大、裂孔未自行愈合者可行玻璃体视网膜联合手术。

4. 视网膜震荡尚无明确的有效疗法,大多建议患者观察随访,视网膜灰白水肿往往在数周内吸收,吸收后不留痕迹,但即便不留痕迹视力也有可能出现不可逆的损伤。

5. 儿童视网膜脱离首选巩膜扣带术,但巩膜扣带可能抑制眼球生长、改变眼球外形,也有术者建议扣带放置 3~12 个月后,视网膜脱离复位并稳定后剪除扣带,巩膜局部外加压可避免以上情况。穿通伤导致的视网膜脱离和裂孔靠后的视网膜脱离往往需要采用玻璃体视网膜联合手术,由于儿童对体位的配合程度较差,玻璃体腔填充物大多选用硅油。儿童患者术后并发症多、炎症反应重、易发生增生性玻璃体视网膜病变、视网膜再脱离比率高,也成为该病治疗的难点。

6. 脉络膜破裂一般无特殊治疗,若玻璃体积血长时间不吸收并影响视力可考虑行玻璃体视网膜联合手术。对继发 CNV 可采用氪离子激光、PDT 或抗 VEGF 治疗。

7. 脉络膜缺血的治疗原则为减轻组织水肿、减少毛细血管渗漏、及时干预 CNV。

8. 交感性眼炎重在预防,如果在 2 周内不能控制受伤眼球的炎症,且视力无挽救可能,应当摘除伤眼并送病理检查,预防交感性眼炎的发生。交感性眼炎一旦发生,应立即按葡萄膜炎治疗,即予以糖皮质激素的全身与局部治疗,重者可予免疫抑制剂治疗,伤后 2 周内发病者可加用广谱抗生素。

9. 眼内异物急性期,全身及眼局部使用广谱抗生素预防眼内感染,预防破伤风,清创缝合,取出异物,并行止血、抗炎、抗菌等对症治疗。若已发生铁质或铜质沉着症,需进行铁离子或铜离子导出治疗。

第八节 全身病相关的眼底病

一、白血病

【概述】

白血病是造血系统的恶性肿瘤,是儿童和青少年最常见的恶性肿瘤。白血病细胞在骨髓及全身浸润,累及眼部可直接浸润视网膜、脉络膜、视神经,由于贫血、血小板减少、血液高凝状态可出现眼部并发症表现,白血病儿童抵抗力低下还可出现机会性感染和药物治疗相关的眼部表现。

【临床特征】

1. 多见于急性白血病,也有以眼部症状首发的白血病。

2. 视网膜血管的典型改变是视网膜静脉扩张迂曲,管径不规则增大呈腊肠状、节段状;贫血患儿静脉血液颜色淡,接近动脉颜色,但动脉扩张不常见;血管壁周围浸润可呈静脉白鞘;血液黏滞度高可导致静脉阻塞相关的临床症状,如 MA,视网膜出血、渗出、水肿,棉绒斑,视网膜新生血管,黄斑水肿等。

3. 特征性的视网膜出血灶为 Roth 斑,即出血中心有一白芯，为变性的白细胞、血小板、纤维蛋白聚集所致。

4. 由于脉络膜血供丰富，其浸润几乎出现于所有类型的白血病中，表现为脉络膜增厚、脉络膜毛细血管阻塞、RPE 受损、浆液性视网膜脱离。

5. 视神经浸润最初表现为视盘水肿、色灰白，可伴出血，急性髓系白血病患儿中最常见。

6. 机会性感染常发生于免疫力低下的患儿，巨细胞病毒性视网膜炎最为常见。

【鉴别诊断】

1. 亚急性细菌性心内膜炎眼底改变

2. 恶性贫血眼底改变

3. 糖尿病眼底改变

【治疗】

1. 针对原发疾病行化疗、放疗或骨髓移植。

2. 输血、升高白细胞等支持治疗。

3. 眼部仅为对症治疗。

【预后与随访】

有学者提出眼底病变重者白血病预后差。

二、白化病

【概述】

白化病是一组先天性遗传性酪氨酸酶缺乏或功能减退导致的皮肤及附属器官黑色素缺乏或合成障碍性疾病。根据其临床特征分为眼皮肤白化病和眼白化病，前者为常染色体隐性遗传，伴有头发及皮肤白化；后者为 X 连锁隐性遗传，不伴头发及皮肤改变。

【临床特征】

1. 出生即患病，双眼患病。

2. 常见症状为严重畏光、视力减退、屈光不正、斜视、眼球震颤。

3. 眼科检查可见虹膜异色，虹膜透照试验阳性（图 6-8-1）；眼底广泛 RPE 和脉络膜脱色素，呈晚霞样眼底，透见脉络膜血管（图 6-8-2）；部分患者黄斑发育不全，未见明显拱环结构，中心凹发育不良；伴或不伴睫毛变白。

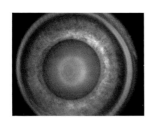

图 6-8-1　白化病前节照

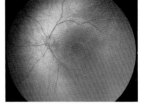

图 6-8-2　白化病眼底图

【鉴别诊断】

Vogt- 小柳 - 原田综合征

【治疗】

1. 佩戴有色眼镜以缓解畏光症状。

2. 屈光矫正以提高视力。

3. 斜视影响外观可行斜视矫正术。

4. 对患者及家属进行遗传指导。

三、色素失禁症

【概述】

色素失禁症(incontinentia pigmenti，IP) 也称 Bloch-Sulzberger 综合征,是一种 X 染色体连锁显性遗传疾病,由位于 Xq28 的 *NEMO* 基因突变导致皮肤、口腔、眼部、头发、心脏和中枢神经系统的病变。眼部患病的病理学基础是视网膜血管发育异常导致的视网膜区域性缺血、NVE、纤维增殖、牵拉。

【临床特征】

1. 男性患儿往往不能存活,故患病者几乎均为女性。

2. 双眼受累,出生后即患病,1 岁以内出现症状。

3. 眼科就诊的原因多为家长发现患儿不追物、眼球震颤、瞳孔区发白,随着对本病的认识,近来有患儿由于出生后发现皮肤损害诊断为 IP 前来眼科进行筛查。

4. 眼部检查可发现视网膜周边部无血管区,无血管区后缘有视网膜动静脉短路,部分患者自发退行,部分患者生成视网膜新生血管,进而发生纤维增殖、牵拉性视网膜脱离,类似于早产儿视网膜病变的发展;部分病例可伴有角膜混浊、先天性白内障、结膜色素沉着、斑驳性视网膜色素改变，弥漫性色素减退和中心凹发育不良等（图6-8-3，图6-8-4）。

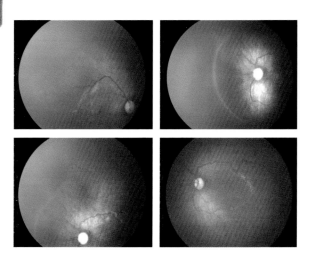

图 6-8-3　色素失禁症眼底相

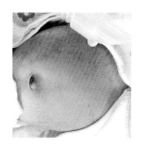

图 6-8-4　色素失禁症皮肤表现

5. 皮肤损害　是本病的特征性改变，出生后即可出现躯干和四肢的水疱，进而演变成脱屑性红斑，随之呈现旋转环形色素沉着（大理石蛋糕样外观），最终留下瘢痕结痂后色素沉着或脱色素。

6. 口腔　90%以上的患者有口腔异常改变,表现为先天缺牙、延迟萌出、畸形牙、锥形牙冠。

7. 中枢神经系统　大脑血管形成异常或闭塞,导致缺血和萎缩。症状表现为癫痫、痉挛性麻痹以及精神发育迟滞。

8. 还可伴有脱发、脱毛、指(趾)异常等改变。

【诊断】

色素失禁症的主要诊断标准至少存在一条即可建立临床诊断。存在次要标准高度支持色素失禁症的诊断。如果不存在次要标准的任何一项则高度怀疑,不能确诊。

1. 主要标准　从新生儿到成年人皮肤病变的四个阶段:

阶段1:线性水疱和大疱

阶段2:深褐色疣状丘疹和斑块

阶段3:淡褐色旋转色素沉着

阶段4:白色萎缩斑

2. 次要标准

牙齿:先天缺牙,牙缺失,小牙

头发:脱发,硬毛

指甲:轻微的隆起或凹陷

视网膜:周边视网膜新生血管

【鉴别诊断】

1. 早产儿视网膜病变

2. FEVR

3. Norrie病

【治疗】

1. 早期发现对无血管区激光或冷冻治疗。

2. 出现牵拉性视网膜脱离可行巩膜扣带术或玻璃体视网膜手术。

3. 大量玻璃体积血长期不吸收可行玻璃体切割手术。

4. 也有国外学者提出此病大部分长期稳定,密切随访即可。

5. 对患者及其家属进行遗传咨询。

【预后与随访】

由此病导致的盲很常见,出生后发现皮肤病变应当早期进行眼底筛查。

四、Terson 综合征

【概述】

蛛网膜下腔和(或)硬脑膜下出血导致的玻璃体和视网膜前出血。

【临床特征】

1. 双眼发病,发病时视力骤降,眼前黑影遮挡或黑影飘动。

2. 根据玻璃体积血和视网膜出血量,视力下降程度不同,积血常集中于玻璃体中轴后部。

3. 可继发视网膜前膜、视网膜脱离。

4. 早期颅内出血体征,意识障碍等,眼内出血可在颅内出血后发生,也可同时发生。

5. 早产、缺血缺氧性脑病为高危因素。

【鉴别诊断】

应当与眼部本身疾病导致的玻璃体积血和视网膜出血相鉴别。

【治疗】

1. 若出血量少可药物治疗,促进出血吸收。

2. 若出血较多,药物治疗效果较差,或黄斑区致密出血难以吸收,视功能改善不明显,B 超提示视网膜脱离者,待脑出血情况稳定后,考虑行玻璃体视网膜联合手术。

【预后与随访】

1. 出血吸收较快或玻璃体手术及时,病人多保留较好的视功能。

2. 有研究表明伴有视网膜出血的患者死亡率是未出血者的 2 倍。

五、Usher 综合征

【概述】

Usher 综合征又称遗传性耳聋 - 视网膜色素变性综

合征,指伴有先天性感音神经性耳聋的视网膜色素变性,患病率为 1/50 000~6/100 000。本病符合常染色体隐性遗传,Usher 综合征的相关基因有 *CDH23*、*CLRN1*、*DFNB31*、*GPR98*、*MYO7A*、*USH1C*、*USH2A* 等,基因突变导致有纤毛的神经上皮细胞(光感受器细胞和内耳感觉性毛细胞)纤毛结构的异常从而患病。

【临床特征】

1. 眼部的症状、体征和辅助检查与原发性视网膜色素变性相同(详见本章第一节)。

2. 耳科表现　先天性双耳感音神经性耳聋,可有轻重之分,部分为非进展性,可伴有前庭功能障碍。

3. 其他表现　少数患者可有嗅觉减退或丧失、智力低下、精神分裂症等。

【鉴别诊断】

应当与其他并发耳聋的视网膜色素变性相鉴别,包括先天性风疹综合征、Refsum 病和 Bardet-Biedl 综合征。

【治疗】

原发病无有效治疗方法。

六、Stickler 综合征

【概述】

Stickler 综合征又称遗传性骨关节和眼病变,是一种常染色体显性遗传的结缔组织异常。眼部改变与 Wagner 玻璃体视网膜变性类似,但伴有全身骨和关节的病变。

【临床特征】

1. 与 Wagner 玻璃体视网膜变性类似(详见本章第一节),但轴性近视和视网膜脱离的发生率更高,且程度更严重。

2. 骨和关节的改变有关节过伸、身材细长或矮胖、脊椎骨骺发育不良。

3. 面部、口腔、听力异常的表现有面部中部平坦、小下颌、腭裂、舌下垂、牙齿错位、听力减退或耳聋。

【鉴别诊断】

1. Wagner 玻璃体视网膜变性

2. Goldmann-Farve 综合征

【治疗】

针对视网膜脱离行巩膜扣带术或玻璃体视网膜手术复位视网膜。

【预后与随访】

根据视网膜脱离黄斑受累的程度和时间不同视力预后有所不同。

七、Tay-Sachs 病

【概述】

Tay-Sachs 病一种遗传性代谢性神经变性类疾病,是一种神经节苷脂贮积症,为常染色体隐性遗传。病因系负责水解 GM2 神经节苷脂的氨基己糖苷酶 A 缺乏导致中枢和周围神经系统糖脂蓄积,神经细胞坏死,最后神经系统完全丧失功能。

【临床特征】

1. 出生即患病,婴儿期发病。

2. 眼部表现为黄斑区环形白色混浊,中心凹呈樱桃红,视力进行性丧失,视神经苍白,视网膜血管变细。

3. 3~5 月龄出现喂养困难、易激怒,典型的体征是夸张的惊吓反射。10 月龄后病情进展迅速,一般 3 岁前死亡。

【鉴别诊断】

1. 视网膜中央动脉阻塞 黄斑也可呈樱桃红,但成年人发病,多有全身病史。

2. Niemann-Pick 病 骨髓或脾穿刺涂片寻找 Niemann-Pick 细胞是和 Tay-Sachs 病鉴别的要点,详见本节。

【治疗】

无有效治疗方法。

八、Niemann-Pick 病

【概述】

Niemann-Pick 病又称神经鞘磷脂沉积病,是一种常染色体隐性遗传性代谢神经变性类疾病。病因系神经鞘磷脂酶缺乏引起神经鞘磷脂、胆固醇及其他磷脂沉积于肝脾、神经系统等器官的巨噬细胞内,形成 Niemann-Pick 细胞。

【临床特征】

1. 眼部表现与 Tay-Sachs 病类似,为黄斑区环形白色混浊,中心凹呈樱桃红。

2. 全身症状有肝脾肿大、听力异常、肌张力减低、智力低下。

【鉴别诊断】

Tay-Sachs 病:骨髓或脾穿刺涂片无 Niemann-Pick 细胞。

【治疗】

无有效治疗方法,针对全身疾病对症治疗,有时需行脾切除。

九、病毒感染相关视网膜疾病

【概述】

病毒感染是儿童视网膜炎最常见的病因,原发性和继发性免疫缺陷病的患儿、白血病和器官移植后大量使用免疫抑制剂的患儿是此类疾病的易感人群,母亲孕期受到相关病毒感染可以经胎盘传染给胎儿导致先天性病毒感染。常见的致病病毒有巨细胞病毒、单纯疱疹病毒、水痘带状疱疹病毒和风疹病毒,少见的致病病毒有麻疹病毒、腮腺炎病毒、流感病毒等。

【临床特征】

1. 巨细胞病毒性视网膜炎(cytomegalovirus retinitis,CMVR)是儿童病毒相关视网膜疾病中最常见的病因。先天性感染新生儿全身表现为肝脾肿大、黄疸、血小板减少性紫癜、贫血、耳聋、小头畸形、癫痫等,后天性感染的儿童全身表现为发热、肝脾肿大、淋巴结肿大等。CMVR 多为单眼发病,也可双眼受累,前房反应和玻璃体反应轻微,病灶大多位于视网膜血管旁,病灶边界不清且互相融合,表现为广泛视网膜出血、视网膜坏死水肿、视网膜血管鞘样改变、棉绒斑,典型表现为"奶酪番茄酱样"视网膜病灶。单纯外周血检出 CMV 抗体或单纯眼内液检测到 CMV 的

DNA 不可诊断本病,必须结合患儿全身情况和 CMVR 眼部典型临床表现予以诊断。

2. 单纯疱疹病毒(herpes simplex virus, HSV)分为 1 型和 2 型两种血清型,HSV2 很少引起儿童眼病,HSV1 引起的疱疹性眼病多为单眼患病,但若累及眼底则多为双侧性。经胎盘的先天性感染通常为致死性的,所以不常见,可表现为小眼球、小角膜、视神经萎缩,脉络膜视网膜瘢痕。后天性感染主要累及结膜和角膜,眼底表现多为愈合的视网膜脉络膜瘢痕,活动性病变可表现为玻璃体炎、视网膜血管炎、视神经萎缩。

3. 母亲妊娠期受到水痘带状疱疹感染可使胎儿宫内感染,导致肢体萎缩、脑萎缩、宫内发育迟缓甚至 30% 的死亡率。先天性水痘带状疱疹病毒感染的眼部表现有小眼球、白内障、Horner 综合征、脉络膜视网膜炎、视神经萎缩等。后天感染在眼部的表现多为沿三叉神经第一支和(或)第二支分布的大小不等成簇疱疹,患处疼痛剧烈、伴皮肤潮红,可伴有角膜炎、角膜溃疡、虹膜睫状体炎、玻璃体炎、多灶性脉络膜炎,全身症状可有发热、乏力。

4. 母亲孕早期感染风疹病毒经胎盘传染给胎儿可导致先天性风疹综合征,表现为耳聋、心脏畸形和智力障碍,眼部表现为先天性白内障、先天性青光眼、小眼球、视网膜色素增生及色素脱失交替产生"椒盐状"视网膜改变。后天性风疹感染表现为发热、头痛、淋巴结肿大、躯干和四肢皮疹,眼部表现以结膜炎最为常见,其他表现包括角膜炎、葡萄膜炎、多灶性脉络膜视网膜炎。

5. 急性视网膜坏死多为双眼先后发病,水痘带状疱疹、HSV、CMV、EB 病毒感染都有可能引起该病。表现为迅速累及周边和中央小动脉的阻塞性动脉炎,玻璃体和前房有明显的炎症反应,一个或多个边界清楚的片状视网膜坏死并迅速向周边部扩散,黄斑区受累较少见,周边部视网膜呈"渔网样"或"破布样"多发裂孔,继而导致视网膜脱离,患者还可伴有眼痛、巩膜炎、视神经病变。急性视网膜坏死的诊断主要依据临床表现,外周血、眼内液、视网膜活检进行病毒血清学检查、免疫组化、PCR 检测均有助于支持诊断。

【鉴别诊断】

1. 霜枝状视网膜血管炎

2. 弓形虫病视网膜炎

3. 结核性视网膜脉络膜炎

4. 结节病

5. 梅毒性视网膜脉络膜炎

6. 淋巴瘤

7. 真菌性眼内炎

【治疗】

1. 治疗 CMVR 最常用的药物是更昔洛韦，可全身用药或玻璃体腔内注射。全身用药初始诱导 2 周，每 12 小时 5mg/kg，维持量为 5mg/(kg·d)；玻璃体腔注射剂量目前尚无明确指南。另一种治疗药物为甲酸钠，静脉诱导 2 周，每 8 小时 60mg/kg，维持量为 90~120mg/(kg·d)；玻璃体腔注射每次 1200μg，诱导期每 2~3 天注射一次，维持量每周一次。由于甲酸钠的肾毒性强，副作用发生率较更昔洛韦更高，所以目前一线用药仍为更昔洛韦。对于全身感染症状轻的 CMVR 患者来说，眼内注药的途径可以避免长期大量全身用药导致的骨髓毒性等药物副作用。

2. 治疗 HSV 视网膜炎常用药物为阿昔洛韦和阿糖胞苷，剂量为静脉注射 30mg/(kg·d)，持续治疗 1~4 周。阿昔洛韦主要副作用为肾毒性，阿糖胞苷主要副作用为肝毒性。

3. 后天性水痘带状疱疹病毒感染在使用阿昔洛韦抗病毒治疗的基础上，可局部使用皮肤外用药对症处理，眼部角膜炎和前葡萄膜炎在眼局部使用阿昔洛韦，并予以糖皮质激素和散瞳药进行治疗。

4. 风疹病毒感染活动期需抗病毒治疗，若炎症反应重，可联合糖皮质激素治疗。对耳聋、心脏畸形予相应治疗，先天性青光眼和先天性白内障多需手术治疗。

5. 急性视网膜坏死的预后与治疗时间密切相关，所以早发现、早治疗、预防对侧眼发病极为重要。全身用药为静脉使用阿昔洛韦，起始诱导治疗 2 周，之后维持治疗

12周,开始抗病毒治疗后可酌情使用糖皮质激素。早期屈光间质尚清的患者可以使用视网膜激光光凝包绕病变区后缘以预防视网膜脱离。对于致密玻璃体混浊、玻璃体积血、视网膜脱离和增生性玻璃体视网膜病变,建议早期采用玻璃体视网膜联合手术治疗,术中予玻璃体腔抗病毒药物注射及眼内光凝,以避免严重并发症。

第九节　儿童视神经炎

【概述】

儿童视神经炎具有特异性的临床表现,视力预后优于成人患者。多数患儿发病通常与病毒感染有关,部分与多发性硬化相关。

【临床特征】

1. 发病前多有病毒感染(麻疹、流行性腮腺炎、水痘、百日咳、传染性单核细胞增多症)或免疫接种病史。

2. 多双眼发病。

3. 视力下降,下降程度多较成人严重。

4. 眼外肌运动时,可伴有中等程度的眼痛。

5. 相对性瞳孔传导阻滞(RAPD)。

6. 色觉障碍。

7. 视盘外观改变。

【鉴别诊断】

1. Leber 遗传性视神经病变

2. 显性视神经萎缩

3. 视神经胶质瘤

4. 颅内占位病变导致压迫性视神经病变

5. 先天性视神经发育不全

【治疗】

1. 儿童视神经炎病因复杂,先完善腰穿、视觉诱发电位、光学相干断层成像、颅脑磁共振及免疫学相关检查明确病因,并针对病因进行治疗。

2. 当前临床上尚缺乏对儿童视神经炎药物治疗效果评估的研究结论,大部分临床医生建议对单眼或双眼临床症状不严重的视神经炎患儿采取保守疗法,观察为主。

3. 双眼重症患儿给予甲泼尼龙短时间静脉注射冲击治疗(15mg/(kg·d),连用 3 天)。糖皮质激素治疗无效的双眼重症患儿可考虑血浆置换治疗。

【预后与随访】

当前临床上缺乏有关儿童视神经炎的大样本、随机对照研究,通常认为儿童视神经炎视力预后优于成人。

儿童视神经炎患者中,与就诊时视盘外观正常或视盘水肿的患儿相比,视盘颜色苍白的患儿视功能恢复预后较差。85% 患儿最终可表现为视神经萎缩,但与患儿的视功能状况无明确的相关性。

第十节　儿童眼部莱姆病

【概述】

莱姆病是一种以硬蜱属类昆虫为媒介,由伯氏疏螺旋体所致的感染性疾病,可导致全身多个系统疾病。儿童莱姆病临床特征与成人类似,但由于儿童莱姆病临床表现与多种常见疾病相类似,临床误诊率较高。莱姆病病程的早晚期均可导致眼部组织受累。

【临床特征】

莱姆病早期临床特点为发热、头痛、关节肌肉痛,并出现特征性的皮肤慢性游走性红斑,部分病例可出现神经系统及心脏受累。在莱姆病后期,可表现为动脉炎、慢性神经系统病变、肌肉关节系统病变。莱姆病病程的早晚期均可导致眼部组织受累。

螺旋体侵入体内早期,患儿可出现一过性结膜炎,随病程进展可发生角膜炎、中间部葡萄膜炎、玻璃体炎和播散性脉络膜炎,也可导致缺血性视神经病变和球后视神经炎。

诊断依靠病史、临床检查和实验室检查。可以应用IFA 和 ELISA 法行伯氏疏螺旋体抗体滴度检测。

【鉴别诊断】

1. 弓形虫性葡萄膜炎

2. 弓蛔虫病

3. 梅毒

4. 急性视网膜坏死

5. 类肉瘤病

6. Vogt- 小柳 - 原田综合征

7. Behcet 病

【治疗】

治疗包括在疾病早期应用全身抗生素，据报道四环素、多西环素、青霉素和头孢曲松均有治疗效果，疾病晚期可应用抗生素玻璃体腔注射治疗。眼前段有炎症反应可局部应用糖皮质激素和散瞳剂。

【预后与随访】

及时应用敏感抗生素对诊断明确的患儿进行治疗，可助于眼部症状迅速缓解。部分患儿治疗期可持续至几个月。

眼 睑 异 常

第一节　睑缘粘连

【概述】

本病病因不明,可能是外胚叶发育不良所致。在睑缘粘连-外胚叶发育不良-唇裂综合征(AEC)患者中,由于 *TP63* 基因的缺失,造成表皮细胞连接调节蛋白功能的缺陷,AEC 属于常染色体显性遗传。

【临床特征】

1. 睁眼困难。

2. 睑裂变短。

3. 部分或者全部的睑缘处的皮肤丝状上下相连,或呈网格状。

4. 内眦型睑缘粘连,内眦部上下眼睑睑缘粘连融合;外眦型睑缘粘连,最为常见,外眦部上下眼睑睑缘粘连融合(图 7-1-1)。

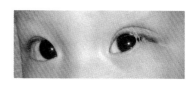

图 7-1-1　睑缘粘连

5. 伴有全身其他体征,同时具有唇裂、腭裂和外胚层发育不良的患者称为睑缘粘连-外胚叶发育不良-唇裂综合征(AEC),除表现为睑缘丝状粘连外,还可以伴有头发稀少、皮肤糜烂、色素改变、指甲营养不良、牙齿异常、唇裂、腭裂。

【鉴别诊断】

1. 隐眼畸形

2. 先天性眼睑缺损

3. 下睑赘皮

【治疗】

1. 随着发育,自行缓解。

2. 手术切除丝状以及网状粘连,修复好睑缘的结膜和皮肤,预防避免再次粘连。

【预后与随访】

经过手术治疗,预后良好。

第二节　小睑裂综合征

【概述】

小睑裂综合征为常染色体显性遗传病,伴有 *FOXL2* 基因突变。

【临床特征】

1. 先天病史,上睑下垂,视力较差,伴有弱视。

2. 睑裂长度较短并伴有三联征:内眦间距增宽;逆向内眦赘皮;上睑下垂。

3. 其他特征　多伴有下睑内翻倒睫,低鼻梁,上眶缘发育不良,短人中,泪道异常,屈光不正,眼距过宽(图7-2-1)。

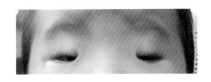

图 7-2-1　小睑裂综合征

4. Ⅰ型小睑裂综合征伴有卵巢功能障碍,Ⅱ型小睑裂综合征不伴有卵巢功能异常。

【鉴别诊断】

1. 先天性上睑下垂

2. 内眦赘皮

【治疗】

1. 分期进行手术治疗,首先可以在 3~5 岁进行内眦成形术,约 1 年以后可以进行双眼上睑下垂手术,术式选择额肌悬吊术或提上睑肌缩短术。如果患儿眼睑下垂严重、弱视严重,手术可以提前进行。

2. 部分患者也可以同期进行内眦成形和上睑下垂矫正术。

【预后与随访】

通过手术治疗可以明显改善外观,视力的好坏取决于弱视的程度,及时的手术治疗是预防弱视的关键。

第三节 先天性睑外翻

【概述】

出生即存在,可以分为原发性和继发性眼睑外翻。先天原发性眼睑外翻通常由于睑板先天的缺失或者退化;继发性眼睑外翻,通常继发于眼睑的麻痹、瘢痕、产伤、炎症、肿瘤以及化学损伤。先天性眼睑外翻也可以出现在小睑裂综合征、先天性小眼球伴眶内囊肿、唐氏综合征的患儿。

【临床特征】

1. 长期流泪,结膜充血,异物感,畏光,视力下降。

2. 睑缘外翻,多发生于下睑。

3. 容易发生暴露性角膜炎。

【鉴别诊断】

1. 先天性眼睑扭结　罕见,上眼睑 180° 弯曲翻转。

2. 先天性睑内翻

3. 宽睑综合征

【治疗】

1. 轻度的眼睑外翻仅需要润滑眼睛的眼药水如人工泪滴眼剂或者涂布眼药膏。

2. 对于角膜暴露的患者可以进行手术治疗,如外眦部分的睑缘粘连缝合术,外眦成形术,水平眼睑松弛和外翻进行复位修复,使眼睑贴附于眼球表面。

3. 严重的眼睑外翻,伴有睑板发育不全的患者,需要全层皮瓣甚至耳软骨或者硬腭软骨进行修复。

【预后与随访】

经过手术治疗,通常预后较好,手术前注意预防暴露性角膜炎,避免角膜炎造成的角膜瘢痕,影响视力发育,进而形成弱视。

第四节　先天性睑内翻

【概述】

比较少见,该病具有遗传倾向,男女发病比例均衡,多见于亚洲人,通常由于睑板力量薄弱、睑板发育不良引起,可以伴有下睑赘皮、内眦赘皮、先天性小眼球、眼球内陷,多发生于下睑。

【临床特征】

1. 畏光,流泪,异物感,眼痛,眼睑和睑缘内卷、睫毛摩擦角膜以及球结膜(图 7-4-1)。

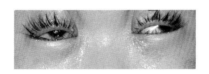

图 7-4-1　先天性双眼下眼睑内翻并伴有倒睫

2. 睑缘增宽,圆钝,结膜化;结膜充血,视力减退。

3. 角膜点状上皮损伤,角膜上皮脱落,角膜炎,角膜溃疡,角膜血管翳,角膜角化,角膜瘢痕。

【鉴别诊断】

1. 内眦赘皮

2. 下睑赘皮

【治疗】

1. 很少的一部分患儿随着面部骨骼的发育,下睑赘皮和内眦赘皮的好转,眼睑内翻可以得到部分改善。

2. 保守治疗 患儿家长可以经常用手向下方扒或者按摩下眼睑,另外也可以用医用透气胶布粘贴下眼睑,使睑缘外翻,让睫毛离开眼球。但是儿童皮肤娇嫩,胶布常常引起皮肤局部发红或者皮肤破损,不是长久之计。

3. 手术治疗 下眼睑缝线矫正法,容易造成下眼睑的双眼皮,影响外观,当下双眼皮消退时,内翻倒睫容易复发。皮肤眼轮匝肌切除法,术后复发率低,但是注意避免去皮过多,造成眼睑外翻。

【预后与随访】

如果内翻倒睫没有引起角膜溃疡、角膜瘢痕、弱视,影响视力,那么通过手术治疗,预后较好。

第五节　先天性上睑下垂

【概述】

具体病因不明,男女发病比例均等,多数组织病理学研究表明提上睑肌的发育不良,多数为单侧发病。

【临床特征】

1. 双眼的上眼睑位置不对称,患眼的视力低下。

2. 患眼睁眼困难。

3. 患眼由于眼睑位置下垂(正常上眼睑位于角膜上缘下 1~2mm),遮盖部分或者全部瞳孔,睑裂的垂直径变短(图 7-5-1)。

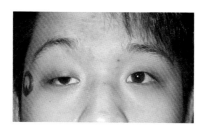

图 7-5-1　右眼先天性上眼睑下垂

【鉴别诊断】

1. 下颌瞬目综合征

2. 动眼神经麻痹

3. 霍纳综合征

4. 重症肌无力

【治疗】

1. 额肌悬吊术

2. 提上睑肌折叠术，提上睑肌缩短术

3. 上横韧带悬吊术

【预后与随访】

上睑下垂患者通常伴有下垂眼的屈光不正和弱视，上睑下垂手术后，由于眼睑闭合不全，可能会造成暴露性角膜炎，尤其发生在 Bell 征不明显的患者。另外，手术后也会有一部分患者在不同的时间内出现上睑下垂复发的情况。

第六节　先天性眼睑缺损

【概述】

先天性眼睑缺损多因为胚胎发育过程中出现异常而形成，在胚胎期眼睑睑褶局部的融合粘连失败，导致眼睑的发育落后或者停滞。原因可以是外伤，羊膜索带的机械性压迫，单独的先天性眼睑缺损大多与遗传无关，很少有家族史。

【临床特征】

1. 单眼或者双眼的眼睑部分或者全部缺损。

2. 多发生于上眼睑中央部与内侧三分之一交界处，呈现一个三角形或者凹陷状的缺损暴露眼球，很少发生于下睑(图 7-6-1)。

3. 由于角膜和结膜的暴露，产生溢泪，角膜上皮点状损伤、糜烂，角膜干燥混浊，角膜溃疡。

4. 可以合并眶面裂，眶骨发育不全，软骨瘤，皮样囊肿，小眼球，睑球粘连，虹膜和(或)脉络膜缺损，眉毛缺损，腭裂。

【鉴别诊断】

1. 宽睑综合征

2. 先天性睑外翻

3. 眼睑睑板扭结

【治疗】

1. 轻度的小于三分之一眼睑长度的眼睑缺损,可以直接拉拢缝合。

2. 中度的眼睑缺损可以采用外眦韧带离断,外眦切开延伸的方法。

3. 重度眼睑缺损可以采用 Hughes 手术等方法。

【预后与随访】

通过整形美容手术修复眼睑缺损,不仅可以明显改善外观,还可以防止角膜出现溃疡和瘢痕,防止出现弱视。

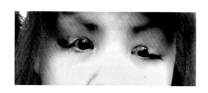

图 7-6-1　双上眼睑先天性缺损

第七节　下睑赘皮

【概述】

下睑赘皮多见于亚洲人,常发生于双侧下眼睑。与先天性眼睑内翻不同,下睑赘皮的睑缘和眼睑睑板的位置是正常的。由于眼睑前层皮肤和眼轮匝肌较多,Riolan 肌肥厚,睑板前缘的皮肤及眼轮匝肌缺乏纤维连接,导致眶部皮肤以及眼轮匝肌向前滑行覆盖睑缘并形成皱褶。有的下睑赘皮还伴有下睑退缩。

【临床特征】

1. 平行于下睑缘的皮肤皱襞,多半占据下睑缘内 1/3 到 1/2。

2. 看不到下睑睫毛,或者睫毛垂直方向生长。后倾的睫毛,摩擦结膜和角膜,角膜可见点状上皮损伤或者角膜糜烂(图 7-7-1,图 7-7-2)。

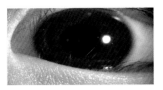 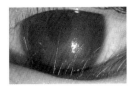

图 7-7-1　下睑赘皮伴有倒睫　　图 7-7-2　下睑赘皮伴有倒睫,角膜损伤

3. 异物感,流泪,畏光,结膜充血。

4. 睑缘和睑板的位置正常。

【鉴别诊断】

1. 眼睑内翻

2. 内眦赘皮

【治疗】

1. 如果没有角膜的损伤,下睑赘皮暂时不必手术治疗,随着年龄的增长,面部的发育,下睑赘皮的程度可以减轻,倒睫的程度也会减轻,睫毛接触眼球的数量也会减少。

2. 当出现明显的角膜损伤、角膜炎症的时候,就需要手术治疗,治疗前需要用抗生素眼药水和抗生素眼药膏。

3. 手术有下睑缝线法,还有手术切除睑板前多余的皮肤和眼轮匝肌,使睫毛远离角膜和眼球表面。

【预后与随访】

下睑赘皮程度较轻的患者,随着年龄的增长和面部的发育,能够得到一定的缓解。手术切除睑板前多余的皮肤和眼轮匝肌,手术成功率较高,一般 6 个月后倒睫的复发率仅有 5%。

第八节　内眦赘皮

【概述】

内眦赘皮属于先天性皮肤发育异常,有遗传倾向,多为双侧,多见于亚洲人,尤其鼻梁扁平的婴幼儿。内眦赘皮可以单独存在,逆向内眦赘皮通常伴随上睑下垂、小睑裂综合征。

【临床特征】

1. 鼻根部内侧垂直的半月形皮肤皱褶,遮盖内眦、泪阜,半月皮肤皱襞由上睑延续到下睑(图7-8-1)。

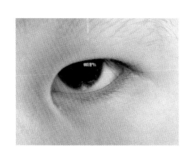

图7-8-1　内眦赘皮

2. 内眦间距增宽,给人以"内斜视"的假象。

3. 内眦赘皮四种类型　自眉部向下经过内眦延伸至泪囊或鼻部,称为眉型内眦赘皮;自上睑睑板区以上向下经内眦延伸至眶下缘处,称为睑型内眦赘皮;起自上睑睑板区向下延伸至内眦部逐渐消失,称为睑板型内眦赘皮;下睑型内眦赘皮起自下睑向上延伸至稍高于内眦的弧形皮肤皱襞,称为逆向型或者倒向型内眦赘皮。

【鉴别诊断】

1. 小睑裂综合征

2. 下睑赘皮

【治疗】

1. 多数不需要治疗,随着年龄的增长和面部的发育,多数能够自行缓解甚至消失。

2. 有美容整形需求的患者,可以考虑内眦成形术包括 Z 成形或者 Y-V 成形术。

【预后与随访】

通过美容手术,内眦赘皮可以得到良好的治疗。

第九节 眼睑毛细血管瘤

【概述】

婴幼儿及儿童最常见的眼眶血管性病变,由新生血管组成的良性肿瘤,血管内皮细胞发育及分化不良,属于血管发育畸形。多发生在女性、白种人、早产儿,出生即有,在出生后 3~6 个月血管瘤增长明显,在增生的过程中 bFGF 和 VEGF 起到主要作用。

【临床特征】

1. 视力低下,可伴有上睑下垂、屈光参差、散光。

2. 眼睑皮下蓝色、紫色、淡红、暗红的边缘不整、压之褪色的斑片状损害,称之为鲜红斑痣或者火焰痣;桑葚状、草莓状、压之不褪色的团块状结节病损,称之为草莓状血管瘤;暗红色或者青紫色隆起型的皮下结节状肿块,低头或者哭泣时增大,称之为海绵状血管瘤。

【鉴别诊断】

1. 淋巴血管瘤

2. 横纹肌肉瘤

3. 眼眶内皮样囊肿

【治疗】

1. 局部瘤体内注射激素。

2. 局部瘤体内注射硬化剂或者盐酸普萘洛尔。

3. 氩激光治疗。

4. 手术切除。

【预后与随访】

火焰痣多随着年龄的增长自行停止生长,草莓状血管瘤多在 1 岁时长到最大,多数在 7 岁前自行消退,海绵状血管瘤生长较快,多数在 5 岁时由于瘤体内血栓形成或者瘤体炎性纤维化而萎缩消退。因此总体 75%~90% 的血管瘤患儿在 7 岁前都能自行缓解,对于早期引起弱视、上睑下垂、病变面积超过 1cm² 并有向眶内生长和扩散的病例,可以给予干预和处理。

第十节　表皮样囊肿

【概述】

表皮样囊肿是一种迷芽瘤,由表皮样组织(角化的复层鳞状上皮)形成囊腔,其囊腔内含有角蛋白及含高胆固醇的脂肪组织(亦称胆脂瘤)。常有一层结缔组织包绕,与真皮相似,毛发和皮脂腺向内侧生长,又称皮样囊肿。

【临床特征】

眼眶是皮样囊肿最常发生的部位之一,典型的发生部位为颞上象限眶缘外侧,其次常发生于鼻上方眶缘内侧。眶周皮样囊肿常在 1 岁左右时明显,儿童时期可以持续缓慢增大,坚硬而无压痛。

【鉴别诊断】

1. 睑板腺囊肿

2. 血管瘤

【治疗】

手术切除。

【预后与随访】

不完整的切除,残留囊壁组织,囊肿容易复发,也容易产生瘘管。完整切除,摘除囊壁,一般不会复发。

第十一节　结膜色素痣

【概述】

儿童中比较常见,可扁平也可隆起。典型颜色为棕褐色,但是也有少数表现为无色素性,粉肉色外观。病损多数在儿童期末或者青春期发展,但是 20 岁以内的结膜色素痣极少恶变,结膜的恶性黑色素瘤和原发性后天性黑变病(一种成人期恶变前期的痣样病变),很少在儿童中看到。

【临床特征】

结膜的病损,呈黑色、黄色或棕褐色,扁平或者轻度隆起。

【鉴别诊断】

1. 眼黑变病(眼部黑细胞增多症) 是一种先天性的色素性病变,以单侧斑块为特征,在巩膜上扩展为石板色或者浅蓝色,眼内的黑色素增多,容易发生青光眼,有增加恶性黑色素瘤的危险。

2. 火焰痣(酒红色胎记) 是一种先天性血管痣,更常见于眼睑皮肤。

【治疗】

观察或者手术切除。

【预后与随访】

一般术后不会复发,预后好。

第十二节　结膜皮样瘤

【概述】

结膜皮样瘤是一种结膜病变,多位于颞侧穹隆部,由脂肪组织和致密的结缔组织组成。

【临床特征】

颞侧的球结膜和穹隆部结膜增厚,结膜的上皮正常,无毛囊存在,皮样瘤通常可以广泛累及眶内组织、泪腺、眼外肌。有的患儿可伴有耳部的变形如附耳等。

【鉴别诊断】

1. 结膜囊肿

2. 角膜缘皮样囊肿

【治疗】

可以保守性地部分切除睑裂区域可视部分的病灶。

【预后与随访】

手术切除范围要适当,过多切除结膜皮样瘤,可能会造成泪腺损伤、眼外肌损伤,术后眼球运动障碍以及复视,甚至造成提上睑肌的损伤引起上睑下垂。

第十三节　横纹肌肉瘤

【概述】

横纹肌肉瘤是最常见的原发性儿童眼眶恶性肿瘤,在儿童眼眶恶性肿瘤中居首位,90%的眼眶横纹肌肉瘤在16岁以前发病。

【临床特征】

眼球突出,结膜充血水肿,病情发展迅速,是眼眶横纹肌肉瘤常见的特点。上睑下垂是最早期的表现,肿瘤也可以是起源于眼睑或者结膜内的局限性团块。CT或者MRI上表现为不规则但是边界清晰、密度粗糙的均匀团块。

【鉴别诊断】

1. 神经母细胞瘤　一种儿童期最常见的恶性肿瘤,也是最常见的眼眶转移源。

2. 视网膜母细胞瘤　儿童期最常见和最主要的眼内恶性肿瘤。

同时还需要与纤维肉瘤、淋巴管瘤、眶蜂窝织炎相鉴别。

【治疗】

小范围局限性边界清晰的横纹肌肉瘤,应当尽可能完全切除;对于大的、广泛的肿瘤,目前仍旧采取化疗和放疗,较少行眶内容摘除术。

【预后与随访】

原发于眼眶的横纹肌肉瘤预后较好。

第十四节　神经纤维瘤病

【概述】

神经纤维瘤病属于斑痣性错构瘤的一种,斑痣性错构瘤又称母斑病或者神经皮肤综合征,是在一组或者更多器官上发生的一种或者几种组织类型的多病损疾病,包括皮肤或神经系统,或者二者兼有。传统意义上的母斑病主要包括四类疾病:神经纤维瘤病、结节性硬化症,小脑-视网膜血管瘤病、脑-颜面部血管瘤病。神经纤维瘤病(neurofibromatosis, NF)的特征性病变是由黑色素细胞和神经胶质细胞组成。

【临床特征】

1. 眼部表现 眼部皮肤会出现黑色素细胞病损咖啡斑(扁平、界限清晰、大小、形状不一的小斑),另外眼部最常见的表现是葡萄膜黑色素病损,在虹膜上会出现深褐色、小而界线清晰的丘状隆起的赘生物 Lisch 小结。上眼睑会增厚,常出现上睑下垂。上眼睑颞侧受侵犯时,睑缘呈"S"形外观,甚至出现眼睑比眼球大很多的现象。眼底视网膜可有多发性灰白色结节样肿瘤,有的视盘呈灰白色半球形向前突出。部分患者出现眶内肿物,如视神经脑膜瘤、眼眶神经纤维瘤、神经鞘瘤、神经胶质瘤。部分患者会继发青光眼。

2. 全身表现 神经胶质细胞病损最常表现为多发的、形状大小不一的皮肤结节和皮下神经纤维瘤,这些软性丘疹结节常常带蒂。较为少见的丛状神经纤维瘤表现为广泛的皮下肿胀,没有清晰的边界,其上皮肤有色素增生和毛发增多,其下软组织和骨质常有肥大,10% 的丛状神经纤维瘤会影响到面部。中枢神经系统受累,出现精神异常、癫痫和智力减退,听力和视力减退。

【鉴别诊断】

结节性硬化症

【治疗】

目前尚无积极有效的治疗方法。眼底病变一般不需要治疗,眼睑病变视其对视力及外观的影响而定,眼眶肿瘤可以手术切除,但是不能根治。合并青光眼可以按照继发性青光眼治疗。

【预后与随访】

如果病变不在黄斑部对视力影响不大,新生儿患丛状神经纤维瘤病容易继发青光眼,应该密切随访。

第十五节　结节性硬化症

【概述】

结节性硬化症(tuberous sclerosis, TS)是一种伴发于一系列皮肤、眼、中枢神经系统和其他器官异常的家族性疾病，基因定位于第9号染色体长臂，显性遗传。早期皮肤特征是白斑或者低色素的黄斑，面部出现血管纤维瘤（常称为皮脂腺瘤）并数量增加，最常见、最有特点的眼部表现是视网膜扁豆状瘤。

【临床特征】

儿童早期发病，具有三大特点：智力低下、癫痫和皮脂腺瘤，其中最重要、最具有诊断价值的是皮脂腺瘤。典型病损多为圆形或者椭圆形红褐色小丘疹突出于皮肤面，分布于鼻梁两侧呈蝴蝶斑。视盘或者视网膜的肿瘤呈灰白色，半透明，呈桑椹状，其表面可见有色泽的小颗粒，可单发也可多发，无营养血管，通常不伴有视网膜脱离。

【鉴别诊断】

1. 神经纤维瘤病

2. 视网膜母细胞瘤

【治疗】

无须特殊治疗，一般本病进展缓慢，很少影响视力。

【预后与随访】

本病进展缓慢，多数患者在25岁前因为恶病质、癫痫或心肌瘤而突然死亡。

第八章 泪器疾病

第一节 先天性泪囊囊肿

【概述】

先天性泪囊囊肿有时又称泪囊黏液囊肿,是一种儿童少见眼病,是由于泪囊囊性肿胀伴随泪囊上下方泪道系统的堵塞所致。泪道系统下方的堵塞与鼻泪管堵塞有关,上方堵塞常与异常的 Rosenller 瓣膜有关。由于泪道系统的堵塞,引起黏液潴留,排出受阻导致泪囊囊性肿胀。

【临床特征】

出生后患儿内眦部鼻下方大约直径 1cm 的肿物,青色或者蓝色,边界清楚。

【鉴别诊断】

1. 皮样肿瘤

2. 先天性血管瘤

【治疗】

没有感染的泪囊囊肿可以用手指压迫减压,联合抗生素治疗可自行吸收,不留并发症。在患儿发病 1 个月内可以考虑泪道探通治疗,如果继发感染,则应该切开泪囊排脓引流。泪囊囊肿的根本治疗方法,还是应该采用针对鼻泪管堵塞的手术治疗。

【预后与随访】

容易引起泪囊局部的炎症和感染,切开引流也可以引起持续性瘘管的发生。

第二节　先天性鼻泪管阻塞

【概述】

大约 5% 的新生儿可以发生鼻泪管阻塞,原因是由于鼻泪管下端的薄层黏膜未破裂导致。

【临床特征】

患儿溢泪,黏稠或者黏液脓性分泌物增多。挤压鼻根部泪囊区域,可以流出白色液体。

【鉴别诊断】

1. 泪小点闭锁

2. 结膜炎、倒睫

【治疗】

早期可以手指按摩泪囊,目的是压空泪囊,减少细菌生长机会,另外利用流体的压力,迫使阻塞部位通畅。在患儿 3~6 个月大的时候,可行早期手术探通。

【预后与随访】

很多患儿可以自行缓解或者在保守治疗后缓解,3~6个月患儿的早期探通虽然操作困难,但是可以减少继发感染。

第九章

斜视与弱视

第一节 概述

一、眼外肌解剖及功能

眼外肌起源于中胚层,在妊娠 6 个月时,所有眼外肌及其周围组织都已经形成。

（一）眼外肌的解剖（图 9-1-1,图 9-1-2）

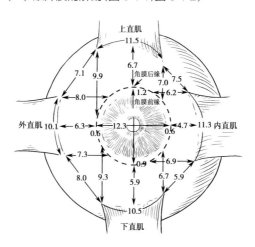

图 9-1-1 直肌止点位置

1. 内直肌 起自 Zinn 总腱环,沿眶内侧向前走行,附着于角膜缘后 5.5mm 处。内直肌的作用是使眼球内转。

2. 外直肌 起自 Zinn 总腱环,沿眶外侧向前走行,附

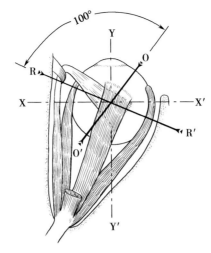

图 9-1-2　眼外肌与视轴关系

OO′斜肌收缩力的垂线,RR′水平肌收缩力的垂线

着于角膜缘后 6.9mm 处。外直肌的下缘恰好从下斜肌止端的上缘通过,两肌肉间有筋膜相连。外直肌的作用是使眼球外转。

3. 上直肌　起自 Zinn 总腱环,经眶上壁在提上睑肌下面向前、上、外走行,附着于角膜缘后 7.7mm 处。附着点的鼻侧较颞侧略向前(鼻侧为 7mm,颞侧为 9mm)。上直肌肌肉平面与视轴形成 23° 夹角。第一眼位时上直肌的作用是使眼球上转、内转、内旋。

4. 下直肌　起自 Zinn 总腱环,经眶下壁向前、下、外走行,附着于角膜缘后 6.5mm 处。附着点的鼻侧较颞侧略向前。下直肌肌肉平面与视轴形成 23° 夹角。第一眼位时下直肌的作用是使眼球下转、内转、外旋。下直肌与下斜肌及下睑缩肌之间存在筋膜相互连接,所以下直肌的手术量不宜过大。

5. 上斜肌　起自 Zinn 总腱环,沿眶上壁与眶内壁的连接处向前至滑车,经滑车返折向后睑下方,经过上直肌与眼球之间,附着于眼球外上方后部巩膜上。止端在上直肌的下方呈扇形附着在上直肌颞侧端并延伸至视神经鼻侧,可达 18mm 宽。第一眼位上斜肌肌腱与视轴形成 51°夹角。第一眼位时上斜肌的作用是使眼球内旋、下转及外转。

6. 下斜肌　起自于眶内下缘鼻泪管开口外侧浅窝处，向外、后、上方走行，越过下直肌，附着于眼球外下后部巩膜上。附着线靠近黄斑和颞下涡静脉。下斜肌与视轴形成 51°夹角。第一眼位时下斜肌的作用是使眼球外旋、上转、外转。

（二）筋膜系统

筋膜系统又称 Tenon 囊，从视神经入口到角巩膜缘覆盖整个眼球（图 9-1-3）。近角膜缘 1mm 处，眼球筋膜与球结膜牢固地融为一体，在赤道部被眼外肌穿过。每条眼外肌都有纤维肌鞘包绕，4 条直肌肌鞘之间相互连续，形成肌间膜。内外直肌肌鞘向外延伸，止于相应眶壁的纤维膜称为节制韧带。下直肌与下斜肌贯穿处，球筋膜增厚形成一系带，称为 Lockwood 韧带，支持固定眼球。

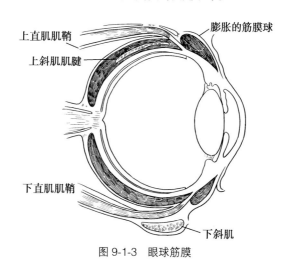

图 9-1-3　眼球筋膜

二、斜视基本概念

（一）相关概念

1. 正位视　在向前方注视时眼外肌保持平衡，破坏融合后两眼均无偏斜的倾向，称为正位视。临床罕见，多数人都有小度数隐斜。

2. 融合　两眼同时看到的物像在视觉中枢整合成一个物像。包含：

(1) 知觉融合：大脑皮质把落在两眼视网膜对应点上的物像合成一个物像的能力。

(2) 运动融合：双眼视网膜像间的一种定位性眼球运动，使偏离对应点的物像重新回到对应点上。

3. 眼球的位置

(1) 第一眼位：又称原在位，头位正直，双眼向正前方平视时的眼位。

(2) 第二眼位：双眼向上、向下、向右、向左注视时的眼位。

(3) 第三眼位：双眼向右上、右下、左上、左下注视时的眼位。

第二眼位和第三眼位为分析麻痹性斜视受累肌肉的眼位，又称为诊断眼位。

(二) 眼外肌与眼球运动

1. 拮抗肌、协同肌、配偶肌

(1) 拮抗肌：眼球向某一方向运动时，在同一眼上作用方向相反的眼外肌。例如：内直肌与外直肌、上直肌与下直肌、上斜肌与下斜肌。

(2) 协同肌：眼球向某一方向运动时，在同一眼上具有相同运动方向的肌肉。例如：上转时上直肌与下斜肌、下转时下直肌与上斜肌。

(3) 配偶肌：眼球向某一方向运动时，双眼具有相同作用的一对肌肉。例如：右转时右眼的外直肌与左眼的内直肌。

2. 眼球运动定律

(1) Sherrington 定律：某一条眼外肌收缩时，其直接拮抗肌必定发生相应的松弛。例如：右眼外直肌收缩时，右眼内直肌必须同时松弛，其松弛程度与外直肌收缩程度相同。

(2) Hering 定律：眼球运动时，两只眼接受的神经冲动是等时、等量的，神经冲动的强弱是由注视眼决定的。

3. 集合　当注视目标由远方向眼前移近时，双眼发生的运动称为集合运动。

三、双眼视觉及斜视后的病理生理改变

(一) 双眼视觉的定义

双眼视觉是一个外界物体的形象,分别落在两眼视网膜对应点上,经大脑视觉中枢整合为单一立体物像的生理过程。

(二) 产生双眼视觉的条件

1. 知觉 双眼物像形状、大小、颜色等方面一致或近似;双眼单视;同时知觉;正常视网膜对应;正常融合功能。

2. 运动 双眼位置在各眼位上协调一致。

3. 中枢 足够大的双眼视野;中枢发育正常。

(三) 双眼视觉的分级

1. 同时知觉

2. 融合

3. 立体视觉

(四) 斜视后的双眼视觉异常

1. 混淆视 斜视后,外界不同物体影像分别投射在两眼黄斑中心凹,两个不同物像在视皮层无法融合,称为混淆视。

2. 复视 斜视后,外界同一物体影像投射在两眼视网膜非对应点上,一个物体被感知为两个物体,称为复视。

(五) 眼位偏斜后的病理生理改变

斜视发生后,知觉的代偿主要通过两种方式来消除复视和混淆视,即视觉抑制和建立新的视网膜对应关系。

1. 抑制 两眼同时视情况下,主导眼看清物体,为克服复视和混淆视,另一眼的周边视网膜和中心凹分别被抑制。

2. 中心旁注视 单眼抑制逐渐加深,黄斑部视功能甚至低于黄斑周围时,改用黄斑外一点作为注视点,称为中心旁注视。

3. 异常视网膜对应 发生斜视后,主导眼中心凹与斜视眼周边视网膜建立新的对应关系,形成异常视网膜对应。

四、斜视分类

目前尚无理想的分类方法,国际上通用的是根据不同因素分类:

1. 根据融合状态:①隐斜;②显斜;③间歇性斜视。

2. 根据眼球运动及斜视角的变化:①共同性斜视;②非共同性斜视。

3. 根据斜视发生的年龄:①先天性斜视;②后天性斜视。

4. 根据斜视方向:①水平斜视;②垂直斜视;③旋转斜视。

5. 根据注视性质:①交替性斜视;②单眼性斜视。

中华医学会眼科学分会全国儿童弱视斜视防治学组制定的分类法(1996)

一、隐斜

二、共同性斜视

(一) 共同性内斜视

1. 先天性内斜视

2. 调节性内斜视

(1) 屈光性调节性内斜视

(2) 非屈光性调节性内斜视

3. 部分调节性内斜视

4. 非调节性内斜视

(1) 集合过强型

(2) 分开不足型

(3) 基本型

5. 继发性内斜视

(1) 外斜视手术过矫

(2) 知觉性内斜视

(二) 共同性外斜视

1. 先天性外斜视

2. 间歇性外斜视

3. 恒定性外斜视

(1) 分开过强型

(2) 集合不足型

(3) 基本型

(4) 类似分开过强型

4. 继发性外斜视

(1) 内斜视手术过矫

(2) 知觉性外斜视

（三）其他

1. 周期性内斜视

2. 间歇性外斜视合并调节性内斜视

3. 微小斜视

三、非共同性斜视

（一）麻痹性斜视

1. 先天性麻痹性斜视

2. 后天性麻痹性斜视

（二）特殊类型斜视

1. 分离性垂直偏斜

2. Duane 眼球后退综合征

3. 固定性斜视

4. 眼外肌纤维化

5. Brown 上斜肌鞘综合征

6. A-V 征

第二节　斜视检查法

一、婴幼儿视力检查

（一）注视反应试验

1. 适应范围　适用于 1~12 月龄的婴儿。

2. 方法　检查者手执玩具，分别遮挡婴儿的左眼和右眼，注意非遮盖眼能否注视和追随眼前的玩具。如果发现一眼不注视，或者有嫌恶反应，提示该眼视力差。

（二）选择性观看

1. 适应范围　适用于 4 个月以下的婴儿。

2. 方法　应用 Teller 测试卡，婴儿坐在家长腿上，距 Teller 测试卡 55cm，检查者于测试卡的窥孔内观察婴儿的注视反应。

二、斜视度检查

（一）角膜映光法

1. 适应范围

（1）与遮盖法结合使用对眼球正位、隐斜、显斜的诊断。

（2）单眼注视功能障碍而不能交替注视的患者。

（3）眼球运动受限的患者。

（4）不配合检查的婴幼儿。

2. 方法　被检查者背光而坐,注视眼前33cm处的手电光源,检查者在其正前方观察光源在角膜上反光点的位置。如双眼角膜反光点在瞳孔中央,为双眼正位视;如一眼反光点在瞳孔中央,另一眼角膜反光点在瞳孔缘,则斜视角约为15°,另一眼角膜反光点位于瞳孔缘与角膜缘中间斜视角为25°~30°,另一眼反光点在角膜缘斜视角为45°。一般角膜反光点移位1mm相当于7°。用同法测定注视距离为6m时的斜视角。

3. 注意事项

（1）角膜映光法只能粗略地估计斜视角,在计算斜视手术量时应参考三棱镜测量的结果。

（2）测量的斜视角含有Kappa角,在诊断斜视与计算斜视手术量时应注意Kappa角的存在。

（二）交替遮盖法

1. 适应范围

（1）隐斜及间歇性斜视的诊断。

（2）与内眦赘皮、Kappa角、面部不对称引起的假性斜视相鉴别。

2. 方法　遮盖一眼观察另一眼是否有水平或垂直运动,再将遮板迅速移至另一眼前,观察去遮盖眼是否有运动。如两眼均不动则为正位视,如有转动则表示有2°以上的斜视或隐斜。

3. 注意事项

（1）被检查者双眼必须具备注视功能,一眼盲或者旁中心注视者不适宜本法。

（2）眼球运动受限制者不适宜本方法。

（三）单眼遮盖去遮盖法

1. 适应范围　用于各类隐斜及显性斜视的诊断。

2. 方法

（1）遮盖一眼，然后将遮板迅速移去，观察双眼运动情况。

（2）如双眼均无运动且双眼均为正位，则为正位视。

（3）如被遮盖眼由某一偏斜位转至正位，而另一眼不动，则患者有隐斜。

（4）如被遮盖眼转至正位而另一眼又转至偏斜位，则为单眼斜视，被遮盖眼为注视眼。

（5）如遮盖前一眼偏斜，遮盖此眼去遮盖后被遮盖眼不动，另一眼也不动，则为单眼斜视，被遮盖眼为非注视眼。

3. 注意事项 同交替遮盖法。

（四）三棱镜加交替遮盖法

1. 适应范围

（1）共同性水平及垂直斜视角的测量。

（2）所测得的斜视度包括隐斜和显斜视。

2. 方法 将三棱镜置于斜视眼前，如为内斜视则底向外，外斜视则底向内。交替遮盖双眼并根据眼球运动的方向增加三棱镜度数，直到消除眼球运动为止，此时所用的三棱镜度即斜视度。可进行 6m 和 33cm 不同距离及 9 个方位斜视度的检查。

3. 注意事项

（1）一眼盲、旁中心注视者、眼球运动受限制者不适宜本法。

（2）放置三棱镜时不要倾斜。

（3）在同一眼不宜将相同方向的三棱镜叠加使用。

（五）同视机法 9 方位斜视角检查

1. 适应范围 麻痹性斜视的诊断，特别是对单条眼外肌麻痹的诊断。

2. 方法 被检查者分别注视十字与表盘画片，同视机镜筒臂分别于 0 刻度、左转 15°、右转 15°、左上转 15°、左下转 15°、右上转 15°、右下转 15°、上转 15°、下转 15° 共 9 个位置做主观斜视角检查，无同时视者做客观斜视角检查。

3. 注意事项 记录方法以患者观测的位置书写。

(六) Maddox 杆加三棱镜法

1. 适应范围　水平与垂直隐斜的诊断和隐斜角度的测量。

2. 方法

(1) 水平隐斜：将 Maddox 杆水平置于右眼前，双眼注视光源。此时右眼可见一竖光带，左眼见一光点，无隐斜时光带恰从光点中央通过。若二者分离表明有隐斜。如竖光带在灯光左侧，表示有外隐斜；如竖光带在灯光右侧，表示有内隐斜。然后旋转三棱镜，使光带恰好通过光点，此时三棱镜的读数即为隐斜度。分别测定远、近隐斜度。

(2) 垂直隐斜：将 Maddox 杆垂直置于右眼前，右眼所见为一水平光带，无垂直隐斜时光带恰从左眼所见的光点中央通过。如光带高于左眼所见的光点，则为左上隐斜，如光带低于光点，则为右上隐斜。旋转三棱镜可以测量隐斜度。

3. 注意事项

(1) 隐斜检查时间不宜过久，并且不应连续重复测量。

(2) 检查时只见光线不见光点，表示一眼有抑制。

(七) 双 Maddox 杆试验

1. 适应范围　旋转斜视的诊断和旋转斜视角度的测量。

2. 方法　在暗室检查。被检查者分别注视 33cm 和 6m 处点光源。将 2 个 Maddox 杆垂直放于眼镜架中，红色放于右眼，白色放于左眼，并将其垂直刻度与眼镜架 90° 对准。被检查者可以看到两条水平线。如果红线向鼻侧倾斜，说明右眼有外旋转斜视。向颞侧转动右眼 Maddox 杆柄，使红线与白线平行，这时右眼 Maddox 杆所对应的眼镜架的弧度就是外旋转斜视度。其他类推。

3. 注意事项　检查时被检查者的头位要正，眼镜架不能倾斜。

三、眼球运动功能检查

(一) 单眼运动

1. 适应范围　各类斜视眼外肌力量强弱的检查。

2. 方法

(1) 被检查者遮盖一眼。另一眼注视检查者手持的视标,并追随视标的移动做水平左转、右转、垂直上转、下转以及左上转、右上转、左下转、右下转运动。

(2) 眼球运动的正常幅度及单眼运动异常的判断:眼球水平内转时,瞳孔内缘应达到上下泪点连线。外转时外侧角膜缘应达到外眦角。超过此点为肌力亢进,未达此点为肌力不足。上转时角膜下缘与内外眦连线在同一水平,下转时角膜上缘与内外眦连线在同一水平。眼球内转时上转为下斜肌功能亢进,内转时下转为上斜肌功能亢进。

(二) 双眼运动

1. 适应范围　各类斜视眼外肌力量强弱的检查。

2. 方法　检查患者向上、下、左、右、左上、右上、左下、右下等各个诊断眼位注视时的双眼运动是否协调,各组配偶肌间有无功能亢进或减弱。

3. 注意事项　对内眦赘皮患者,患眼内转时注意排除假性内直肌亢进,内上、内下转时注意排除假性斜肌功能亢进。

(三) 集合运动

1. 适应范围　集合不足、集合麻痹患者的检查与诊断。

2. 方法　将一直尺0点置于患者眶外缘,令患者注视33cm视标,将视标逐渐向患者鼻根移动,患者双眼随之集合,当视标移至某一点时,患者双眼不能再向内集合而有一眼外转,此点在直尺上的位置即为集合近点。正常值为5~10cm。

(四) 6个诊断眼位的运动检查

1. 适应范围　用于麻痹性斜视的检查与诊断。

2. 方法　令被检查者双眼注视检查者手持的视标,并追随视标的移动做双眼水平左转、右转以及左上转、右上转、左下转、右下转运动,观察每一运动方向一对配偶肌作用的亢进与不足。

(五) 洋娃娃头试验

1. 适应范围　婴幼儿真性与假性眼外肌麻痹鉴别;

核上性注视麻痹与运动神经麻痹的鉴别。

2. 检查方法

(1) 沿 Fick z 轴水平方向转头：检查者用手按住被检查者的头顶，突然使头向水平方向移动，当头转向右侧，观察双眼是否向左转；当头转向左侧，观察双眼是否向右转。如果双眼转动幅度正常，可以排除外直肌麻痹。这一方法主要用于先天性内斜视与展神经麻痹的鉴别诊断。

(2) 沿 Fick x 轴垂直方向转头：检查者用手按住被检查者的头顶，突然使头后仰，下颌上举，观察双眼是否向下转；使下颌内收，观察双眼是否向上转。在上方注视麻痹时，洋娃娃头试验阳性，可以排除运动神经核、神经、肌肉的麻痹。

（六）Bielschowsky 头位倾斜试验

1. 适应范围

(1) 检查垂直运动肌肉的功能不足。

(2) 主要用于上斜肌麻痹的检查与诊断。

2. 方法　使被检查者的头向左肩或右肩倾斜，观察双眼的位置是否对称，运功幅度是否对称。如果向一侧倾斜，双眼垂直分离大于另一侧，则为 Bielschowsky 头位倾斜试验阳性。

（七）Parks 三步检查法

1. 适应范围　用于单条眼外肌麻痹的诊断。

2. 方法　以右眼位高为例：

(1) 第一步：检查在第一眼位何眼为高位眼。则可能在右眼下转肌（右下直肌、右上斜肌）和左眼上转肌（左上直肌、左下斜肌）之中某一条眼外肌存在麻痹。

(2) 第二步：检查双眼同时向左注视时还是向右注视时垂直斜视度加大。如向左注视时垂直斜视度加大，可能为左上直肌或右上斜肌麻痹。

(3) 第三步：检查头向右肩倾斜还是向左肩倾斜时垂直斜视度加大。如头向右肩倾斜时垂直斜视度加大（右眼上移），为右眼上斜肌麻痹，即 Bielschowsky 征阳性。

（八）被动牵拉试验

1. 适应范围　鉴别眼球运动障碍是限制性还是麻

痉性。

2. 方法　局部麻醉后用固定镊子夹住角巩膜缘处球结膜,将眼球向偏斜方向的对侧牵拉。如遇阻力说明向偏斜方向作用的肌肉有机械性限制,如无阻力说明偏斜方向对侧的肌肉麻痹。根据阻力大小判断机械性限制的程度。

(九) 主动收缩牵引试验

1. 适应范围　用于鉴别眼外肌属完全麻痹或部分麻痹。

2. 方法　局部麻醉后以固定镊子夹住麻痹肌作用方向对侧的角巩膜缘处球结膜,嘱患者向麻痹肌作用方向注视。如眼球运动牵动镊子,说明该肌肉有部分功能存留。

(十) Hess 屏检查

1. 适应范围

(1) 麻痹性斜视的辅助诊断。

(2) 麻痹性斜视手术、药物治疗前后疗效的定量比较。

(3) 对 A-V 现象以及对肌肉功能亢进和不足的判断。

2. 方法　被检查者坐在距屏 50cm 远处,戴红绿眼镜,右手持绿色投射灯。检查者按眼外肌作用方向依次开亮 9 个方位的红灯,让患者用绿灯去追踪,使二者重叠,将绿灯所示的位置记录在 Hess 屏记录图上。然后将双眼的红绿镜片调换位置,再检查一次并记录。比较两次记录图形,二图中面积较小者表示当时戴绿镜片的眼为麻痹眼(第一斜视角)。从面积小的图形中按 6 个诊断眼位所代表的肌肉进行分析,图形上较原来标志向内收缩的部分表示某肌肉功能不足,向外扩张部分表示某肌肉功能过强。

3. 注意事项

(1) 有异常视网膜对应的患者不适宜本法。

(2) 单眼有抑制的患者不适宜本法。

四、知觉功能检查

(一) Worth 4 点试验

1. 适应范围　各类斜视术前、术后双眼视功能的评估。

2. 方法　用一个装有 4 块圆形玻璃的灯箱,上方为红色,中央两个为绿色,下方为白色。患者戴红绿眼镜。有双眼视觉者可看到 4 个灯,上方为红色,中央 2 个为绿色,下方为红或绿色。双眼视觉不正常者仅看到 2 个红灯或 3 个绿灯,如看见二红三绿 5 个灯则患者有复视。

3. 注意事项　Worth 4 点试验是主观检查,要求被检查者充分合作。

(二) Bagolini 条纹镜试验

1. 适应范围

(1) 各类斜视术前、术后双眼视功能的评估。

(2) 视网膜对应的检查。

2. 方法　检查在半暗室或暗室进行。令被检查者戴 Bagolini 镜,分别注视 33cm 及 6m 距离的手电光源。

(1) 被检查者看到呈 X 形的灯像,点光源位于交叉点,说明被检查者有融合功能。做交替遮盖,观察双眼是否运动。如果双眼不动,为正常对应;双眼运动,为异常对应。

(2) 被检查者仅看到一条表示右眼灯像的斜线,为左眼抑制;反之,右眼抑制。

(3) 被检查者看到一条斜线并且在交叉点处有缺口,为单眼斜视,黄斑中心凹有抑制。

(4) 被检查者看到两斜线交叉,交叉点在点光源之上,说明有内斜视复视;交叉点在点光源之下,说明有外斜视复视。

(三) 同视机检查

1. 适应范围

(1) 正常人和斜视患者看远的双眼视觉。

(2) 融合功能的检查。

2. 方法　使用不同的画片可检查三级功能。

(1) Ⅰ级:同时知觉画片可查出主观斜视角和客观斜视角。如主观斜视角等于客观斜视角为正常视网膜对应,如二者相差 5° 以上则为异常视网膜对应。

(2) Ⅱ级:融合画片为一对相同图形的画片,每张图上有一不同部分为控制点。先令患者将二画片重合并具有控制点,再将二镜筒臂等量向内和向外移动,至二画片不再重合或丢失控制点,向内移动范围为集合,向外移动范围为分开,二者相加为融合范围。正常运动融合范围为:集合 25°~30°,分开 4°~6°,垂直分开 2$^\triangle$~4$^\triangle$。

(3) Ⅲ级:立体视画片,双眼画片的图形相似有一定差异,在同视机上观察有深度感。

(四)立体视觉图检查

1. 适应范围 正常人和斜视患者看近的立体视觉。

2. 方法 常用的有 Titmus 立体图、TNO 图和颜少明立体视觉检查图。前者用偏振光眼镜,后两者用红绿眼镜检查。

(五)红玻璃片复视像检查

1. 适应范围

(1)分析麻痹性斜视中的受累肌肉。

(2)主要用于单条眼外肌麻痹的检查与诊断。

2. 方法 用红镜片置于患者右眼前,被检查者注视 1m 处光源。检查者依次检查 6 个诊断眼位的复像的位置和距离并记录分析。

检查者询问 3 个问题:

(1)询问患者看见的是水平复视还是垂直复视;

(2)在哪个方向复视像分离的距离最远,则向这一方向作用的一对配偶肌为受累肌肉;

(3)询问周边物像属哪只眼,则该眼肌肉为受累肌肉。

(六)4$^\triangle$三棱镜底向外试验

1. 适应范围

(1)检查微小度数斜视。

(2)术后存在黄斑中心凹抑制性暗点。

2. 方法 患者注视 5m 处点光源,将 4$^\triangle$三棱镜基底向外置于一眼前,观察双眼运动情况。

(1)如置于左眼前,双眼同时向右侧移动,随即右眼向左移动注视灯光,说明双眼均无黄斑抑制性暗点。

(2)如置于左眼前,双眼同时向右侧移动,但右眼并不随即向左移动,说明左眼黄斑正常,右眼有 4$^\triangle$以上的抑制性暗点,不能引起融像运动。

(3)然后将三棱镜置于右眼前,如双眼均不移动,说

明右眼有 $4^\triangle$ 以上的抑制性暗点,因光点落在暗点内不引起右眼的移动。

3. 注意事项　有集合功能不足的患者,未放三棱镜眼可能不出现典型的双向运动,容易误诊为中心抑制。

第三节　斜视治疗原则

一、治疗时机

(一)共同性斜视治疗时机

1. 儿童共同性斜视治疗时机　人类双眼视觉的建立在 4~6 个月初具雏形,直到 9 岁以前经反复联合使用,不断精练巩固完善。共同性斜视一般在这一时期发生。斜视的治疗年龄就在这一可塑期内。

一般先天性共同性斜视在确定双眼注视功能正常后,在 18 月龄手术。对后天性共同性斜视的儿童,双眼视力正常,能够配合检查者,可以在 4~6 岁手术。过早手术会增加再手术率。对于有弱视者先进行弱视训练,双眼视力提高到 0.6 以上时可以进行手术治疗。

2. 成人共同性斜视治疗时机　成人共同性斜视的手术目的除美容治疗外也有功能治疗的目的,对于成人的共同性斜视,立体视觉检查有明显损害,可进行治疗。

(二)麻痹性斜视治疗时机

1. 先天性麻痹性斜视的治疗时机　对于儿童先天性上斜肌麻痹的患者,明确诊断后即可手术治疗。对于先天性动眼神经麻痹、双上转肌麻痹、双下转肌麻痹的患者,治疗的目的是美容,手术可以延迟到成年进行。如果考虑儿童心理的正常发育,可以在学龄前完成。

2. 后天性麻痹性斜视的治疗时机　后天性麻痹性斜视多由神经源性、肌源性和组织限制性因素引起,病因复杂。明确诊断后首先治疗原发病,神经营养药物、针灸治疗。早期可对麻痹肌的拮抗肌进行肉毒毒素注射治疗。经保守治疗 8~12 个月后不恢复,斜视角大于 $10^\triangle$,有复视时,可以应用三棱镜矫正或酌情手术治疗。

（三）限制性及特殊类型斜视的治疗时机

1. Duane眼球后退综合征的治疗时机 矫正屈光不正，儿童如有弱视，先治疗弱视。对于原在位正位的患者，原则上不手术。第一眼位有明显斜视、代偿头位、内转时有明显急速上转或下转的患者，可手术治疗。

2. 眼外肌广泛纤维化的治疗时机 手术矫正效果差。先矫正下斜的眼位，再根据情况考虑是否行上睑下垂手术，上睑下垂手术要低矫。

3. Brown上斜肌肌鞘综合征的治疗时机 第一眼位无明显斜视，无严重代偿头位，有正常双眼视觉的患者，无须手术治疗。第一眼位下斜视，明显代偿头位的患者，可考虑手术治疗。

4. 甲状腺相关性眼病的治疗时机 眼外肌急性充血期可全身应用糖皮质激素治疗。甲状腺功能正常，病情稳定半年以上，全身情况良好，眼位偏斜半年或半年以上者，可行手术治疗。

二、非手术治疗

并不是所有的斜视一经发现就需要手术治疗，某些类型斜视，合并弱视、小度数斜视等均需要非手术治疗。

（一）光学治疗

1. 调节性内斜视 对于调节性内斜视患者，通过散瞳验光，足矫配镜后斜视可完全矫正。

2. 弱视 合并弱视的患者，需经过光学矫正、弱视治疗，双眼视力均衡后考虑手术治疗。

3. 外斜视 合并中度或高度近视的间歇性外斜视患者，需先进行屈光矫正，戴镜一段时间后重新评估斜视程度。合并大度数远视的外斜视患者，同样需要进行配镜矫正，戴镜一段时间后重新评估斜视程度。

4. 双光镜 对于高AC/A的调节性内斜视患者，需要配戴双光镜，同时矫正看远和看近的内斜视。

（二）遮盖治疗

对于麻痹性斜视，复视严重干扰正常生活的患者，病变处于恢复期或全身状况不符合手术条件，可使用遮盖单眼的方法消除复视。

（三）棱镜矫正

对于小度数斜视、斜视术后残余斜视及有症状的隐斜或旋转斜视、垂直斜视，可使用棱镜进行斜视矫正。压贴三棱镜的出现，使棱镜矫正斜视的度数明显增加。

（四）肉毒毒素注射

对于小度数共同性斜视，使用肉毒毒素注射可起到良好的治疗效果。对于麻痹性斜视，对麻痹肌的拮抗肌进行肉毒毒素注射，可减轻复视，减少拮抗肌的挛缩。

（五）融合功能及立体视觉功能训练

通过矫正训练，恢复双眼单视能力，提高融合功能及立体视觉功能，从而达到控制眼球正位的效果。

三、手术治疗

（一）斜视手术的目的和适应证

斜视手术目的不仅是改善外观，更重要的是使双眼视轴平行，恢复正常双眼视功能，或恢复亚正常双眼视功能。斜视手术适应证：

1. 水平斜视度 15$^\triangle$以上、垂直斜视度 10$^\triangle$以上者。

2. 因斜视、眼球震颤引起的代偿头位。

3. 后天性眼外肌麻痹引起的复视，经 6~8 个月药物治疗不能恢复，光学矫正无效，斜视度稳定者。

4. 隐斜引起的视疲劳，光学矫正无效，可试行手术治疗。

（二）斜视手术的治愈标准

1. 完全治愈　眼位正位，双眼运动正常，双眼视功能正常或基本正常（有三级功能，但范围较小）。

2. 基本治愈　眼位基本正位，斜视度 ±10$^\triangle$以内，双眼视功能基本正常或仅有周边融合功能。

3. 美容治愈　眼位基本正位，斜视度 ±10$^\triangle$以内，无双眼视功能。

（三）斜视手术量的估计

以三棱镜交替遮盖试验测量斜视角。水平斜视计算见表 9-3-1、表 9-3-2，垂直斜视计算见表 9-3-3。

表 9-3-1　内斜视手术量的估计

术式	手术量(mm)	矫正量(△)
单眼内直肌后退	4	15
	5	20
	6	25
双眼内直肌后退	4.5/4.5	30
	5/5	35
	5.5/5.5	40
单眼内直肌后退 联合外直肌缩短	5.5+7 5.5+9	50 60
双眼内直肌后退 联合外直肌缩短	5/5+7.5 5.5/5.5+9	70 80
双眼内直肌后退 联合双眼外直肌缩短	5.5/5.5+6/6	90

表 9-3-2　外斜视手术量的估计

术式	手术量(mm)	矫正量(△)
单眼外直肌后退	7	15
	8	20
双眼外直肌后退	6/6	25
	7/7	30
	7.5/7.5	35
	8/8	40
单眼外直肌后退 联合内直肌缩短	7+5.5 7+8	50 60
双眼外直肌后退 联合内直肌缩短	7/7+5 7/7+7	70 80
双眼外直肌后退 联合双眼内直肌缩短	7.5/7.5+5.5/5.5	90

表 9-3-3　垂直斜视手术量的估计

术式	手术量(mm)	矫正量(△)
上或下直肌后退	2.5	8
上或下直肌缩短	2.5	8
上直肌后退 联合下直肌缩短	2.5+5	25~30
下直肌后退 联合上直肌缩短	2.5+5	25~30
上斜肌减弱		5~15
下斜肌减弱		5~15

（四）手术肌肉的选择

1. 水平肌肉的选择

（1）共同性水平斜视，可根据双眼视力、注视眼别、斜视角大小、视远视近斜视角的变化来决定。

（2）单眼视力低下，不能注视的患者，手术选择以非注视眼为主。

（3）有麻痹因素时，选择减弱亢进的肌肉，加强不足的肌肉。

2. 垂直肌肉的选择　垂直斜视多有麻痹因素，健眼注视时，选择麻痹眼麻痹肌的直接拮抗肌的减弱及麻痹肌的加强。麻痹眼注视时，选择减弱麻痹肌的配偶肌及麻痹肌的拮抗肌。

尽量避免削弱下转肌组，以保护对下方视野作用肌肉的功能。

3. 同时存在水平斜视和垂直斜视时，一般先做斜视度大的方位的手术。单眼一次不超过三条直肌手术时，可同时矫正水平和垂直斜视。

（五）斜视手术基本操作

1. 结膜切口

（1）肌止端切口（Swan 切口）

（2）穹隆部切口（Parks 切口）

（3）角膜缘切口（von Noorden 切口）

2. 直肌减弱手术

（1）直肌后退术

（2）直肌悬吊后退术

（3）直肌边缘切开

（4）后固定缝线术

3. 直肌加强手术

（1）直肌截除术

（2）直肌前徙术

（3）直肌折叠术

（4）直肌转位术

（5）直肌眶骨膜固定术

4. 下斜肌手术

（1）下斜肌截除减弱术

（2）下斜肌后退减弱术

（3）下斜肌转位术

5. 上斜肌手术

（1）上斜肌肌腱切断术

（2）上斜肌悬吊后退术

（3）Harada-Ito 术

（4）上斜肌折叠术

（5）上斜肌前转位术

（六）斜视手术的并发症

1. 术中并发症

（1）眼心反射：牵拉眼外肌或压迫眼球时引起心率减慢、心慌胸闷等不适。一旦发生，立即停止牵拉肌肉，持续吸氧，必要时进行急救。

（2）穿破巩膜：一旦出现，在穿孔周围做巩膜电凝或冷凝，术后密切观察。

2. 术后并发症

（1）过矫或矫正不足：轻度可密切观察，术后 6 周以上仍过矫者需二次手术。矫正不足者，可在术后 1 周至 8 周内再次手术。

（2）复视

1）矛盾性复视：可自主消失。

2）过矫引起复视：过矫5°左右，可在6周内消失者，无须处理；6周后不消失，手术矫正。过矫10°，立刻再次手术矫正。

3）融合无力性复视：术后出现，对视觉干扰不明显，无须处理。

（3）肌肉缝线反应：术后肌肉附着处出现肿胀结节。可局部点用糖皮质激素，观察2~3个月，结节不消退的，手术切开拆除缝线。

（4）粘连综合征：主要见于下斜肌手术，多由于操作不当，过多损伤周围组织所致。表现为除眼位不正外，眼球运动受限。一旦出现，处理相当困难。以预防为主，手术操作轻柔，避免过多损伤。

四、斜视术后功能训练

手术后如果眼位矫正正位、双眼视力在0.6以上，无明显的屈光参差，共同性内斜视基本可以恢复同视机知觉融合与运动融合，而65%可以获得三级功能，仅有45%可以获得近立体视觉。斜视术后需要进行个性化的功能训练，从而达到重建三级功能、恢复立体视觉、稳定眼位的作用。目前国内增视能软件的运动融合功能训练、知觉融合训练及融合训练图片提供了术后家庭训练的器具。

（一）同时视觉

同时视觉是双眼视觉的基础，通过训练，帮助患者建立正常的同时视觉功能，防止弱视的复发和优势眼抑制劣势眼，为融合功能、立体视觉功能的建立奠定基础。

（二）融合功能

通过分开训练、集合训练等融合功能练习，提高双眼的协调运动能力，增加融合范围，为立体视觉功能的建立奠定基础。

（三）立体视觉

立体视觉是最高级的双眼视觉功能，经过训练，逐步建立正常的立体视觉功能。

第四节 斜视各论

一、假性斜视

（一）假性内斜视

婴幼儿患者被怀疑有内斜视而来医院就诊的,最常见的诊断是假性斜视(pseudostrabismus)。

1. 原因

（1）内眦赘皮（图 9-4-1）。

（2）鼻梁宽阔,内眦间距过宽。

（3）瞳孔间距过窄。

2. 鉴别方法 瞳孔映光法联合遮盖 - 去遮盖试验。

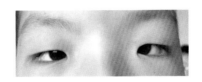

图 9-4-1 内眦赘皮

（二）Kappa 角

当视轴与瞳孔轴之间存在夹角时就出现了 kappa 角。当眼球注视光源时角膜上的映光点位于瞳孔中心颞侧 3°~5°时,称负 kappa 角,患者外观表现为"内斜视"。通过遮盖 - 去遮盖试验可以鉴别由于 kappa 角的存在引起的误诊。

二、共同性内斜视

根据发病年龄、发病机制及临床特点,共同性内斜视（comitant esodeviations）可以分为以下五种:

1. 先天性（婴儿性）内斜视

2. 调节性内斜视

3. 部分调节性内斜视

4. 非调节性内斜视

5. 其他类型内斜视

(一) 先天性内斜视

【概述】

病因不明,Helveston 认为先天性内斜视(congenital esotropia)由双眼运动融合缺陷引起。von Noorden 认为本病患儿出生早期视觉系统尚未发育成熟,易于受损,如果运动融合功能发育迟缓或有缺陷,不能克服各种引起斜视的因素,因而发生内斜视。

发病率约 0.1%。

【临床特征】

1. 生后 6 个月以内发病。

2. 大角度内斜视,一般大于 $35^{\triangle}(45^{\triangle}\sim70^{\triangle})$(图 9-4-2)。

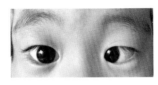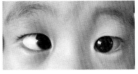

图 9-4-2 先天性内斜视

3. 屈光状态与年龄相符,很少超过 +2D。

4. 交叉注视,发生屈光参差或弱视时为单眼注视。

5. 外转不足,内转过强,呈现假性展神经麻痹,可通过洋娃娃头试验来鉴别。

6. 可合并斜肌功能异常、分离性垂直偏斜、眼球震颤等。

【鉴别诊断】

1. 假性内斜视

2. 眼球后退综合征

3. 先天性展神经麻痹

4. 调节性内斜视

5. 知觉性内斜视

【治疗】

1. 屈光矫正与弱视治疗 阿托品散瞳验光、注视功能检查和眼底检查,明确屈光状态,除外继发性内斜视。

若存在弱视,进行遮盖治疗,患儿能交替注视后手术治疗。

2. **手术治疗**　诊断明确,双眼可以交替注视,在18~24个月期间手术。

手术选择双眼内直肌减弱,及单眼或双眼的内直肌减弱联合外直肌加强。

【预后与随访】

先天性内斜视患者没有正常的双眼视觉功能,手术矫正眼位后具备了双眼单视的条件,提供了恢复一定程度双眼视觉的可能。

观察是否有弱视发生,尤其对术后残余小角度内斜视的患者。

即使术后眼位完全矫正,患儿仍可能再次出现斜视,可酌情决定再次手术。

在术后数月至数年中,部分患者出现斜肌功能异常或分离性垂直偏斜,可待学龄前手术。

(二)调节性内斜视

调节性内斜视(accommodative esotropia)的病因主要为AC/A比率异常或者高度远视引起的调节性集合过强。多在生后6个月后发病。分为屈光性调节性内斜视(AC/A正常)和非屈光性调节性内斜视(AC/A过高)。发病率占共同性内斜视的15%。

1. **屈光性调节性内斜视**(Refractive Accommodative Esotropia)

【概述】

因远视性屈光不正未矫正或者分开性融合功能不足引起。因为未矫正远视,为了清晰成像,患者过度使用调节引起集合过强产生内斜;分开性融合功能不足,无法克服过强的集合张力也引起内斜视。AC/A比率正常,当远视性屈光不正矫正后,眼位可完全正位(图9-4-3)。

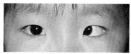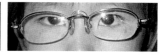

图9-4-3　屈光性调节性内斜视

【临床特征】

(1) 发病年龄多在 2~3 岁,有中度远视 +3.00~+6.00D。

(2) 初期为间歇性内斜视,如能及时和经常戴镜,内斜视可以得到控制。

(3) AC/A 比值正常。

(4) 可伴有弱视。

(5) 部分患者戴镜治疗后可以转变为部分调节性内斜视或者微小内斜视。

【鉴别诊断】

(1) 先天性内斜视

(2) 非调节性内斜视

(3) 部分调节性内斜视

(4) 知觉性内斜视

(5) 先天性展神经麻痹

【治疗】

(1) 矫正屈光不正,治疗弱视:阿托品散瞳验光,远视处方一般将全部远视减去 +0.50~+1.00D 的生理调节力,其余屈光度给予全部矫正。积极进行弱视训练。

(2) 正位视训练:克服抑制,控制眼位,在戴矫正眼镜时,能控制内斜视,并增强融合范围。

(3) 手术:适用于转变为部分调节性内斜视、微小斜视的患者,或者合并垂直斜视、斜肌功能异常的患者。

【预后及随访】

能坚持戴镜者,预后较好。每年散瞳验光观察屈光度及眼位变化。

2. 非屈光性调节性内斜视(nonrefractive accommotive esotropia)

【概述】

与屈光不正无关,是调节与调节性集合间的异常联动,调节性集合反应过强,分开性融合功能不足时形成内斜视。

【临床特征】

(1) 发病年龄 8 个月 ~7 岁,屈光状态可是正视、近视或远视,多为轻度远视。

（2）看近斜视角＞看远斜视角超过 $10^{\triangle}$，AC/A 比值高，超过 6：1。

【鉴别诊断】

（1）屈光性调节性内斜视

（2）先天性内斜视

（3）展神经麻痹

【治疗】

（1）矫正屈光不正，治疗弱视：在原远视矫正眼镜之外另配一副度数更大的近用眼镜或用双光镜（下加 +2.50~+3.00D）。如患儿为近视，则以最低度数的近视矫正镜能达到的最好视力为准。

（2）缩瞳剂：对集合过强及某些完全调节型内斜视患者有帮助。

（3）正位视训练：扩大外融合范围，克服抑制，控制眼位。

（4）手术：保守治疗无效者可考虑手术。

手术方式：行一眼或双眼内直肌后退，或联合后固定缝线，术后残留内斜视，应做正位视训练或用缩瞳剂。

【预后及随访】

有一定的双眼视觉功能，容易获得双眼单视。

（三）部分调节性内斜视

【概述】

在共同性内斜视中，部分调节性内斜视（partially accommodative esotropia）最为多见，发病率占 46%（图 9-4-4）。

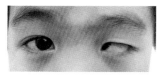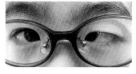

图 9-4-4　部分调节性内斜视

【临床特征】

1. 发病早，中度远视或散光，常有屈光参差及弱视。

2. 全部矫正远视性屈光不正时内斜视度减少，但仍有残余内斜。常合并垂直斜视,有异常视网膜对应,少数人有双眼视觉。

【鉴别诊断】

1. 屈光性调节性内斜视

2. 非调节性内斜视

3. 先天性内斜视

4. 眼球后退综合征

5. 知觉性内斜视

【治疗】

1. 矫正屈光不正,治疗弱视　每年阿托品散瞳验光调整眼位和屈光度。

2. 手术　在双眼矫正视力正常后,手术以矫正非调节性部分为准,术后仍应戴矫正眼镜。

【预后及随访】

有一定的双眼视觉功能,及时合理的治疗容易获得双眼正位和双眼单视功能。

(四) 非调节性内斜视

【概述】

非调节性内斜视(nonaccommodative esotropia)出生 6 个月后发病,与紧张性集合与分开反射之间失衡有关,与调节无关。可分为集合过强型、分开不足型及基本型。在共同性内斜视中发病率占 39%(图 9-4-5)。

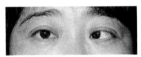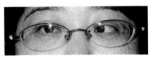

图 9-4-5　非调节性内斜视

【临床特征】

发病年龄可在生后 6 个月,多在 1~3 岁。发病前多有外伤、高热等诱因。

1. 集合过强型内斜视　由于集合神经冲动过强引起过度的集合,非调节因素引起。看近大于看远斜视度 15$^\triangle$ 以上,AC/A 比率正常或低下。

2. 分开不足型内斜视　常见内斜视合并近视,由于远点在眼前有限距离,视近距离目标必须加强集合,日久形成内斜视,但看远距离目标并不松弛。看远大于看近斜视度 15$^\triangle$ 以上。

3. 基本型内斜视　无明显屈光不正,与调节因素无关,看远和看近斜视度相等,全麻下内斜视可消失。

【鉴别诊断】

1. 屈光性调节性内斜视

2. 部分调节性内斜视

3. 先天性内斜视

4. 眼球后退综合征

5. 知觉性内斜视

【治疗】

1. 有明显屈光不正者,应先予矫正,并积极治疗弱视。

2. 手术　婴幼儿矫正屈光不正后,双眼视力无明显差异而且双眼能交替注视者应及早手术。

3. 术后患儿应积极进行正位视训练。

【预后及随访】

正常视网膜对应者,经积极治疗部分患者可以获得双眼视觉功能。有异常视网膜对应者,术后恢复双眼视觉功能的概率很小。

(五)其他类型内斜视

1. 知觉性内斜视(sensory esotropia)

【病因】

年幼时因眼部器质性病变或形觉剥夺引起,如角膜混浊、白内障、视网膜病变、肿瘤、视神经病变等。病变导致一眼视力低下,感觉性融合破坏,在紧张性集合功能作用下产生内斜视。发病率占共同内斜视的 13%。

【临床特征】

发病多在 5 岁后,单眼视力小于 0.1,不能固视。可合并垂直斜视(图 9-4-6)。

【鉴别诊断】

(1)先天性内斜视

(2)展神经麻痹

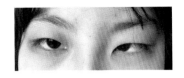

图 9-4-6　知觉性内斜视

（3）眼球后退综合征

（4）非调节性内斜视

【治疗】

积极治疗引起视力低下的原发病,提高视力。手术达到美容效果,手术时机选在学龄前或者更晚。手术适度欠矫。

2. 连续性内斜视（consecutive esotropia）

【病因】

共同性外斜视手术量过大,导致手术后出现内斜视。

【临床表现】

（1）有明确的外斜手术史

（2）伴有同侧水平复视

【治疗】

（1）术后轻度过矫,可点用 1% 阿托品 3 天,放松调节从而减少调节性集合,观察 3~6 周大部分能恢复。如果术前存在远视性屈光不正,应尽快戴镜。

（2）术后 6 周,内斜度大于 $10^{\triangle}$,伴有复视,可手术矫正。

（3）术后次日就发生较大度数的内斜,伴有眼球外转受限,考虑肌肉滑脱可能,应尽快手术探查。

3. 残余性内斜视（residual esotropia）

【病因】

共同性内斜视手术量不足,导致术后仍存在内斜视。

【临床特征】

内斜视手术史,术后 6 周内斜斜视度大于 $10^{\triangle}$。

【治疗】

术后 6 周可考虑手术治疗,尤其是儿童患者,可以获得双眼视觉功能。

4. 周期性内斜视（cyclic esotropia）

【病因】

多认为是生物钟机制,具体机制仍不清楚。

【临床特征】

内斜呈周期性出现,48~72 小时不等。正位时眼位与眼球运动检查正常;内斜时出现复视和融合功能异常。周期性内斜可以向恒定性内斜视转变。

【治疗】

手术治疗,手术量按照斜视时的度数计算。

5. 急性共同性内斜视(acute comitant esotropia)

【病因】

1945 年由 Burian 首先报道。病因仍不清楚。情绪和心理因素常是本病诱因。

【临床特征】

(1) 发病突然,出现内斜视和复视。

(2) 眼球运动功能正常,神经系统检查正常。

(3) 存在一定的双眼视觉功能。

【治疗】

(1) 保守治疗:轻度内斜可以配戴三棱镜中和复视。

(2) 手术:病情稳定 6 个月后,按照共同性斜视手术原则治疗。

【预后】

患者本身存在一定程度的双眼视觉功能,术后可以消除复视,恢复一定双眼视觉功能。

三、共同性外斜视

(一) 先天性外斜视

【概述】

先天性外斜视(congenital exotropia)少见,一般发生于 1 岁以内。国外学者把出生后 1 岁内发生的外斜视也称为早期发生的外斜视(early onset exotropia)或婴儿性外斜视(infantile exotropia)。

【临床特征】

1. 1 岁以前发病。

2. 斜视角度大,多在 20°~40°,且比较稳定(图 9-4-7)。

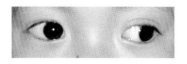

图 9-4-7 先天性外斜视

3. 眼球运动正常。

4. 可合并分离性垂直偏斜、斜肌功能异常。

5. 多为轻度屈光不正,屈光参差少见。

6. 约有 67% 合并眼部或全身疾病,如脑瘫、癫痫、发育迟缓等。

【鉴别诊断】

1. 假性外斜视

2. 间歇性外斜视

3. 知觉性外斜视

4. 动眼神经麻痹

【治疗】

1. 诊断明确,双眼能交替注视者,在 18~24 个月期间手术矫正斜视。手术选择双眼外直肌减弱,及单眼或双眼的外直肌减弱联合内直肌加强。

2. 单眼注视者,矫正屈光不正,进行遮盖治疗至双眼视力平衡后手术矫正斜视。

【预后与随访】

先天性外斜视患者没有正常的双眼视觉功能,手术矫正眼位后具备了双眼单视的条件,提供了恢复一定程度双眼视觉的可能。

观察是否有弱视发生,及时进行屈光矫正及弱视治疗。

即使术后眼位完全矫正,仍可能再次出现斜视,可酌情决定再次手术。

在术后数月至数年中,部分患者出现斜肌功能异常或分离性垂直偏斜,可待学龄前手术。

(二) 间歇性外斜视

【概述】

间歇性外斜视(intermittent exotropia)是介于外隐斜与

恒定性外斜视之间的一种过渡型斜视,是儿童时期最常见的外斜视。主要由外转和集合功能之间的平衡失调,集合功能不足和融合力低下引起。

【临床特征】

1. 强光下喜闭一眼。

2. 斜视角在正位与外斜视之间变化。外斜视可受内融合控制为正位或减轻(图9-4-8)。

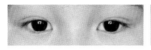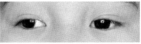

图 9-4-8　间歇性外斜视

3. 最初看远或一眼被遮盖时有外斜视,随病情进展,斜视发生频率和持续时间增加,看近时也出现外斜视。

4. 用加强调节性集合克制外斜视时,出现头痛与视力模糊等视疲劳症状。

5. 视力发育基本正常,弱视发生率低。

6. 近立体视觉可正常,远立体视觉部分丧失。

7. 可合并斜肌功能异常、A-V 综合征、垂直斜视。

【鉴别诊断】

1. 外隐斜

2. 恒定性外斜视

【治疗】

1. 矫正屈光不正,治疗弱视　明显的屈光不正,如散光或屈光参差必须矫正;近视者应完全矫正;远视者根据年龄、屈光度大小及 AC/A 比值酌情处理。

2. 斜视角度小,有视疲劳症状者,用底向内(BI)的三棱镜矫正。

3. 对小角度外斜视、双眼视觉功能尚存的患者可进行融合训练,并定期复查。

4. 手术治疗　水平斜视度≥15$^\triangle$,同视机远立体视觉功能丧失时,应尽早手术治疗。

对不能配合双眼视觉检查的儿童,当外斜视发生时间大于觉醒时间的一半,或外斜视的发生时间增长、发生频率增加时,可手术治疗。

【预后与随访】

预后与术前的双眼视觉状况有关。眼位恢复正位后,多数患者能获得接近正常的双眼视觉。长期观察术后复发的机会是常见的。

间歇性外斜视术后容易出现欠矫,40%~45% 患者在术后不久或数月甚至数年后出现欠矫,需要进一步治疗。

术后过矫率为 6%~20%,小角度的过矫随时间推移会转变为正位,大角度的过矫会持续下去。经保守治疗无效,可再次手术。

(三) 恒定性外斜视

【概述】

恒定性外斜视(constant exotropia)有两种情况。一种为发生于幼年,预后差的外斜视。另一种发生于成年人,开始为间歇性外斜视,以后因调节力减退,失去代偿,成为恒定性外斜视。

【临床特征】

1. 斜视度通常较大而恒定(图 9-4-9)。

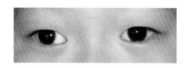

图 9-4-9　恒定性外斜视

2. 发病年龄小者双眼视觉功能较差。

3. 交替性外斜视弱视不常见,单眼恒定性外斜视的偏斜眼常有严重弱视。

4. 可合并斜肌功能异常、A-V 综合征及垂直斜视。

【鉴别诊断】

1. 先天性外斜视

2. 间歇性外斜视

3. 知觉性外斜视

4. 动眼神经麻痹

【治疗】

1. 矫正屈光不正,治疗弱视。

2. 手术矫正斜视。

【预后与随访】

发生于幼年期的外斜视预后差。

单眼视力差者手术后眼位欠稳定,有时尚需二次手术。

由间歇性外斜视转变而来的外斜视预后好,手术矫正眼位后,可重新获得双眼单视。

(四)知觉性外斜视

【概述】

知觉性外斜视(sensory exotropia)又名继发性外斜视,是由于存在感觉缺陷,如屈光参差、单眼无晶状体和因器质性原因引起单侧视觉障碍,使融合遭到部分或完全破坏所形成的外斜视。

【临床特征】

1. 单眼视力损害,如屈光间质混浊、屈光参差及眼的器质性病变。病变发生年龄常稍大(图 9-4-10)。

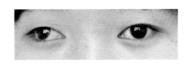

图 9-4-10　知觉性外斜视

2. 斜视恒定在视力差眼,斜视角随年龄增大有略增大的趋势。

3. 罕有复视。

4. 偏斜眼可合并上斜视。

【鉴别诊断】

1. 先天性外斜视

2. 恒定性外斜视

3. 动眼神经麻痹

【治疗】

1. 治疗引起视力低下的眼病。

2. 为改善外观,手术矫正斜视。手术尽量限于患眼,手术量要充分。

【预后与随访】

为改善外观行患眼外直肌的超常量后徙,术后患眼外转功能部分受限。

由于单眼注视功能差,手术后容易出现欠矫,可酌情再次手术。

四、麻痹性斜视

麻痹性斜视是眼球运动神经核、神经或肌肉本身病变所致的斜视。根据肌肉瘫痪的程度可分为完全性或部分性麻痹。先天性麻痹性斜视是先天肌肉发育异常或产伤及生后早期的疾病所致。后天性麻痹性斜视多由炎症、血管性疾病、内分泌性疾病、肿瘤外伤等引起。眼位偏斜,双眼分别注视时和向各方向注视时测量的偏斜角不同,第二斜视角大于第一斜视角;眼球向一个或几个方向运动受限;可有复视及代偿头位。

(一) 动眼神经麻痹

【概述】

包括先天性动眼神经麻痹和后天性动眼神经麻痹。先天性动眼神经麻痹相对少见。血管瘤、血管病变、肿瘤、糖尿病、外伤、脑干病变、病毒感染、脱髓鞘疾病等都可能导致动眼神经麻痹。

【临床特征】

1. 上睑下垂,可有眼球突出、瞳孔散大。

2. 患眼外下斜视,第二斜视角大于第一斜视角;伴有内旋斜视。

3. 内转、上下转受限,可有代偿头位(图 9-4-11)。

【鉴别诊断】

1. 重症肌无力

2. 慢性进行性眼外肌麻痹

3. 甲状腺相关眼病

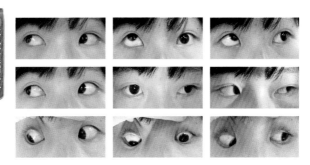

图 9-4-11　动眼神经麻痹

【治疗】

1. 首先明确病因。

2. 非手术治疗　神经营养药物,肉毒杆菌毒素注射治疗动眼神经麻痹常常过矫,可能由于多条麻痹的眼外肌功能不能完全恢复,最终需要手术治疗。

3. 手术治疗　6 个月后病情稳定后。

(1) 目的:第一眼位矫正斜视,不能恢复眼球的运动。

(2) 手术方式:外直肌后徙联合内直肌大量缩短。

【预后与随访】

多数预后不佳,但通过手术可改善外观,但复视不能消失,运动改善不明显。

(二) 滑车神经麻痹

【概述】

先天性滑车神经核发育不全,滑车神经或上斜肌产伤,上斜肌发育不全或缺失、肌止端异常。

【临床特征】

1. 受累眼呈上斜视,可单侧或双侧发病。双侧发病者可以对称或不对称。

2. 患眼向内上注视时垂直斜视度最大。患眼内转时上转,下斜肌亢进,内下转受限(图 9-4-12)。

3. 代偿头位采取头向健侧倾斜,面向患侧转,下颌内收。少部分患者头向患侧肩倾斜,目的是增加复视像距离。

4. Bielschowsky 头位倾斜试验阳性。

5. 部分先天性上斜肌麻痹患者可有面部发育不

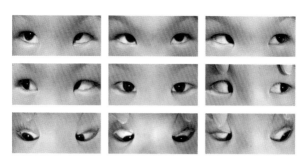

图 9-4-12　滑车神经麻痹

对称。

6. 双眼先天性上斜肌麻痹时,眼球运动检查,双眼内转时均表现上转,双眼下斜肌功能亢进,双眼内下转时,双眼上斜肌功能不足,双侧 Bielschowsky 征阳性。伴有 V 型内斜视或者 V 型外斜视。双马氏杆检查有双眼外旋转。

7. 复视是后天性上斜肌麻痹的主要临床特征,先天性上斜肌麻痹失代偿时可有复视。

【鉴别诊断】

1. 先天性斜颈

2. 对侧上直肌麻痹

3. 原发性下斜肌亢进

【治疗】

1. 儿童患者首先矫正屈光不正及积极治疗弱视。

2. 先天性患者确诊后尽早手术,以防斜颈引起面部、颈椎和脊柱畸形。

（三）展神经麻痹

【概述】

先天性展神经麻痹在先天性眼外肌麻痹中少见。后天性展神经麻痹占后天性麻痹性斜视的第一位。

【临床特征】

1. 患眼内斜视,第二斜视角大于第一斜视角(图 9-4-13)。

2. 患眼外转受限。外转不过中线时为展神经完全麻痹,外转可过中线时为展神经不全麻痹。

3. 后天者有水平同侧复视,复视像检查,水平分离,

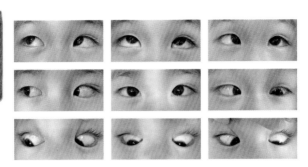

图 9-4-13　展神经麻痹

右眼麻痹时,向右侧注视分离最大,周边物像为右眼所见;左眼麻痹时,向左侧注视分离最大,周边物像为左眼随见。Hess 屏检查,麻痹眼图形小,向内侧移位,外直肌力量不足。

4. 代偿头位面向患侧转,双眼向健侧注视。

5. 先天性者多无复视,而有弱视。

【鉴别诊断】

1. 先天性斜颈

2. 先天性内斜视

3. Duane 眼球后退综合征

4. 甲状腺相关性免疫眼眶病

5. 眶壁骨折

【治疗】

1. 对有弱视的患儿先治疗弱视。先天性儿童患者明确诊断后即可手术治疗。

2. 后天性患者,治疗原发病,神经营养药物治疗。

3. 后天性患者经非手术治疗 8~12 个月后不恢复,斜视角 <10$^\triangle$,有复视时,可以应用三棱镜矫正。斜视 >10$^\triangle$可以手术治疗。

（四）双上转肌麻痹

【概述】

双上转肌麻痹指单眼上直肌和下斜肌麻痹。

【临床特征】

1. 健眼注视时,患眼下斜视,同时伴有假性或者混合性上睑下垂。

2. 可以合并水平斜视。

3. 患眼注视时,健眼上斜度加大,第二斜视角大于第一斜视角。

4. 患眼内上转、外上转运动均受限,完全麻痹者患眼内上转、外上转时,角膜上缘不过内外眦连线,下转运动亢进,内外转运动正常(图9-4-14)。

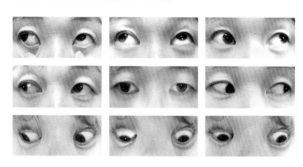

图 9-4-14　双上转肌麻痹

5. 代偿头位表现下颌上举。

6. 被动牵引试验无抵抗。

7. 患眼可以发生弱视。

【鉴别诊断】

1. 上睑下垂

2. 双眼下转肌麻痹

3. 甲状腺相关眼病

4. 眶壁骨折

【治疗】

双上转肌麻痹以手术为主,治疗目的是美容。先天性双上转肌麻痹手术可以延迟到成年进行,如果考虑儿童心理的正常发育,手术可以在学龄前完成。

五、AV 型斜视

【概述】

AV 型斜视是一种特殊类型的水平斜视。在向上和向下注视时水平斜视度不同。用字母 A 和 V 的形态表示上、下斜视角的集合和分开。A 征在向上 25°和向下 25°注视时斜视度相差大于等于 10$^\triangle$，V 征在向上 25°和向下 25°注视时斜视度相差大于等于 15$^\triangle$有临床意义。可由水平肌、垂直肌或斜肌功能异常引起。

【临床特征】

1. 发病年龄小，常为先天性。

2. 常有间歇性、一过性复视及视疲劳。

3. V 型外斜视，上方斜视角大于下方（图 9-4-15、图 9-4-16）；A 型外斜视，下方斜视角大于上方（图 9-4-17）。

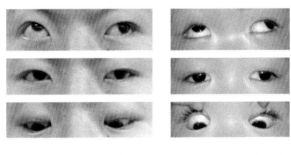

图 9-4-15　V 型外斜视　　　图 9-4-16　V 型外斜视

4. V 型内斜视，上方斜视角小于下方（图 9-4-18、图 9-4-19）；A 型内斜视，下方斜视角小于上方。

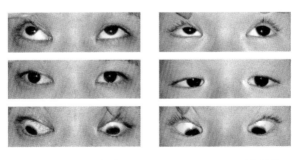

图 9-4-17　A 型外斜视　　　图 9-4-18　V 型内斜视

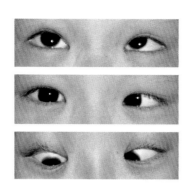

图 9-4-19 V 型内斜视

5. 眼球运动检查常见下斜肌过强与 V 征合并,上斜肌过强与 A 征合并,或无明显异常。

6. V 型外斜视与 A 型内斜视可有下颌上举的代偿头位,A 型外斜视与 V 型内斜视可有下颌内收的代偿头位。

7. 可有弱视。

8. 异常视网膜对应。

【鉴别诊断】

1. 伴有下颌上举或内收异常头位的限制性及麻痹性斜视

2. 上斜肌肌鞘综合征

【治疗】

1. 矫正屈光不正,治疗弱视。

2. 矫正水平斜视时,V 型斜视有下斜肌功能亢进者,行下斜肌减弱术。无下斜肌功能亢进者,行水平直肌垂直移位术:内直肌向 V 型尖端方向移位 1/2 或全肌肉宽度;外直肌向 V 型开口方向移位 1/2 或全肌肉宽度。

3. 矫正水平斜视时,A 型斜视有明显上斜肌功能亢进者,行上斜肌减弱术。上斜肌功能亢进较轻或无明显亢进者,行水平直肌垂直移位术:内直肌向 A 型尖端方向移位 1/2 或全肌肉宽度;外直肌向 A 型开口方向移位 1/2 或全肌肉宽度。

4. A 型斜视伴明显上斜肌功能亢进但有立体视觉者,上斜肌减弱术视为禁忌,可行水平直肌垂直移位术。

如有内旋斜视,可行上斜肌减弱术。

【预后与随访】

手术治疗通常可有效地解决 AV 现象,减轻或消除异常头位。

A 型斜视且双眼视觉功能好者,慎行上斜肌减弱术,因其可能导致永久性旋转复视。

六、特殊类型斜视

(一) 垂直分离性斜视

【概述】

垂直分离性斜视又称 DVD,指双眼交替遮盖时,被遮盖眼呈上斜视或向上漂移,不遵循眼球运动的 Hering 法则。常合并隐性眼球震颤和弱视。发病机制不明。

【临床特征】

1. 发病年龄小于 2 岁。

2. 交替遮盖时被遮眼向上漂移合并外旋,去遮盖后眼位缓慢回到注视位合并内旋(图 9-4-20)。

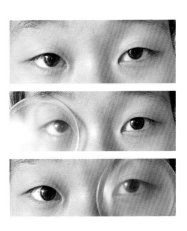

图 9-4-20　垂直分离性斜视

3. 可单眼或双眼发病。

4. 常与共同性斜视相伴发,也可单独发生。

5. 多数患者合并隐性眼球震颤和弱视。

6. 眼位能被融合控制者,可有视物不能持久、眼眶痛等视疲劳症状。

7. 可以合并下斜肌功能亢进。

【鉴别诊断】

1. 下斜肌功能过强

2. 上隐斜

3. 上直肌功能过强

【治疗】

1. 保守治疗　对于垂直斜视度小于 5° 者可行增强融合功能的训练或戴三棱镜矫正。

2. 手术治疗　合并下斜肌功能亢进者行下斜肌转位术;不合并下斜肌功能亢进者以减弱上直肌为主。合并水平斜视者在矫正 DVD 的同时予以矫正。

【预后与随访】

上直肌超常规后徙术远期效果较好,部分病人可以获得满意外观。术后复发很常见,需二次手术。

(二) 先天性脑神经异常支配综合征

先天性脑神经异常支配性疾病(congenital cranial dysinnervation disorders,CCDDs)为一组先天性、非进行性散发或家族性的脑神经肌肉疾病,其病因为一条或多条脑神经发育异常或完全缺如,从而引起原发或继发的对肌肉的异常支配。

1. 眼球后退综合征

【概述】

眼球后退综合征又称 Duane 综合征,为一种先天性眼球运动障碍。可因眼外肌及筋膜发育异常或内、外直肌异常神经支配引起。1887 年由 Stilling 首先报道,1905 年 Duane 详细描述了其临床特征。

【临床特征】

(1) 典型病例表现为患眼外转明显受限。

(2) 内转时眼球后退,睑裂缩小;外转时睑裂开大,眼球可呈现急速上转或下转(图 9-4-21)。

(3) 第一眼位患眼可表现为正位、内斜视或外斜视。

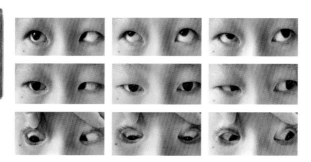

图 9-4-21　眼球后退综合征

(4) 肌电图检查,患眼外直肌放电减少,而内转时外直肌有异常神经支配,引起内直肌和外直肌同时收缩。

(5) 部分患者可有面转向患侧的代偿头位。

(6) 被动牵拉试验阳性。

(7) 临床分型

Ⅰ型:受累患眼外转受限,内转无明显限制,可以合并内斜视;

Ⅱ型:受累眼内转受限,外转无明显限制,可以合并外斜视;

Ⅲ型:受累眼内、外转均受限,眼位大多正位,也可合并内斜视或外斜视。

【鉴别诊断】

(1) 外直肌麻痹

(2) 展神经先天缺如或外直肌先天发育不全

(3) 先天性内斜视

【治疗】

(1) 第一眼位无明显斜视或代偿头位者无特殊治疗。

(2) 第一眼位有斜视或有明显代偿头位者应手术治疗。手术仅限于改善眼位和代偿头位。对恢复眼球运动无帮助。

2. 先天性眼外肌广泛纤维化综合征

【概述】

先天性眼外肌广泛纤维化综合征是一种单眼或双眼的眼外肌分化异常。可为常染色体显性或隐性遗传,也可为散发病例。眼外肌组织学检查可见眼外肌肌纤维被纤维化组织取代。1879年由Heuck记述。

【临床特征】

(1) 双眼上睑下垂。

(2) 双眼固定在向下注视的位置(图9-4-22)。

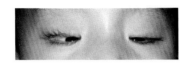

图9-4-22　先天性眼外肌广泛纤维化综合征

(3) 由于眼外肌大部分或者全部纤维化,眼球运动严重受限,使上转、下转不能,水平运动不能或者稍有水平转动。

(4) 企图向上方或者侧方注视时,有异常集合运动。

(5) 代偿头位表现为下颌上举,头向后倾。

(6) 牵引试验阳性。

(7) 眼外肌、眼球筋膜和眼球之间有粘连,球结膜组织变脆。

【鉴别诊断】

(1) 先天性眼外肌全麻痹

(2) 慢性进行性眼外肌麻痹

【治疗】

(1) 治疗以手术为主,根据眼外肌功能受损的严重程度决定术式。

(2) 可适当矫正上睑下垂,以能暴露瞳孔、改善头位为目的。由于无Bell现象,为避免术后的暴露性眼病,手术应欠矫。

(三) 上斜肌肌鞘综合征

【概述】

上斜肌肌鞘综合征又称Brown综合征,指由于先天性解剖异常或后天继发于外伤或手术所致的上斜肌肌腱和鞘膜过分增厚或粘连,限制了下斜肌的上转运动,致眼球向鼻上运动受限。

【临床特征】

1. 患眼内转位时不能上转,但在第一眼位或外转位时上转正常。

2. 患眼在内转位时向上做牵拉试验阳性。

3. 患眼内转位时下转。

4. 肌电图检查下斜肌正常。

【鉴别诊断】

1. 下斜肌麻痹

2. 爆裂性眶底骨折

3. 先天性眼外肌纤维化综合征

4. 双上转肌麻痹

5. Graves 眼病

【治疗】

1. 手术治疗　有明显代偿头位者,第一眼位下斜视者。

2. 激素治疗　继发于炎症者。

【预后与随访】

1. 手术后代偿头位可以消除或明显改善,部分治疗晚的患者会有部分残留头位异常。

2. 即使手术成功,仍会有部分患者内上转受限(图 9-4-23)。

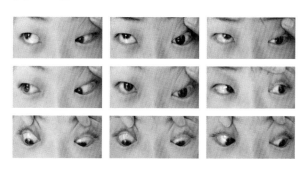

图 9-4-23　上斜肌肌鞘综合征

(四)甲状腺相关眼病

【概述】

甲状腺相关眼病又称 Graves 眼病,目前公认是一种自身免疫性疾病,指由于甲状腺功能异常所致的上睑退缩、眼睑迟落、眼球突出、复视和眼球运动障碍,同时可伴有全身浸润性皮肤病变和甲状腺肿。但临床上甲状腺功能可亢进、正常或减退。

发病率居成年人眼眶病首位。

【临床特征】

1. 眼睑退缩、上睑迟落(图 9-4-24,右眼)。

2 眼球突出(图 9-4-24,双眼)。

3. 复视及眼球运动障碍,以上转运动受限为多见(图 9-4-24,右眼上转明显受限)。

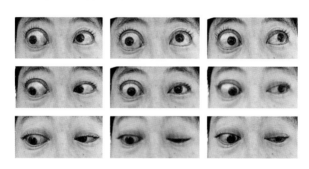

图 9-4-24 甲状腺相关眼病

4. 结膜、角膜病变。

5. 视神经病变。

6. CT、MRI 检查所见:眼外肌肌腹肥大。

【鉴别诊断】

1. 眼眶假瘤

2. 眼眶原发性肿瘤

3. 颈动脉海绵窦瘘或硬脑膜动脉海绵窦短路

【治疗】

1. 全身治疗。

2. 非手术治疗 三棱镜;肉毒毒素眼外肌肌内注射。

3. 手术矫正

(1) 手术时机:一般斜视度稳定 6 个月后。

(2) 手术方式:以后徙松解为主,手术量不能依照常规手术进行。对于限制性下斜视,原在眼位欠矫 5° 为宜;对于限制性上斜视,矫正到原在位正位效果更佳;限制性内斜视术后易过矫,可保留 5°~10° 内斜。

【预后与随访】

术后多数患者外观有较明显的改善,部分能够达到原在位和下方注视无复视。

(五) 继发性固定性内斜视

【概述】

指由于外伤或高度近视、淀粉样变性等原因致内直肌高度挛缩形成固定性内斜视,多为单眼(图 9-4-25)。

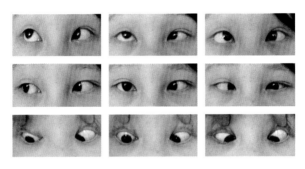

图 9-4-25 继发性固定性内斜视

【临床特征】

1. 多见于年龄在 40 岁以后的成年人的进行性斜视。

2. 多见于单眼或双眼视力不良者:高度近视、外伤、淀粉样变性。

3. 眼位在各方向均明显内斜,强行牵拉外转可达中线或稍过中线。

4. 牵拉试验阳性。

5. 水平斜视角多大于 45°,垂直斜视角多大于 25°。

【鉴别诊断】

1. Daune 综合征

2. 眼外肌广泛纤维化综合征

3. 痉挛性斜视

4. Möebius 综合征

【治疗】

手术矫正：

1. 肌肉完全断腱并结膜后退术

2. 肌肉断腱加直接拮抗肌前徙术

3. 眶缘固定术

4. 阔筋膜移植矫正术

5. Jensen 术

【预后与随访】

手术目的为矫正眼位，纠正代偿头位，远期效果欠佳。

（六）眼眶壁骨折所致限制性斜视

【概述】

由于爆裂性眶骨骨折，眼外肌及眶周软组织嵌顿疝入骨折裂口，导致眼球运动障碍。伤后多数患者立即出现复视，但也有在眼睑水肿消退后才发现。

【临床特征】

1. 眼球运动受限，主要为上转受限（图 9-4-26）。

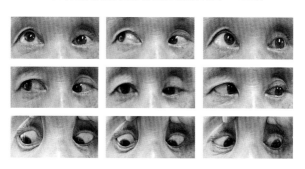

图 9-4-26　眼眶壁骨折所致限制性斜视

2. 伤后发生垂直性复视，可于肿胀消退后数日出现，向上或向下方注视时复视像距离增加。

3. X 线及 CT 检查所见：眶壁骨折，眼外肌、眶内组织嵌顿于骨折处。

【鉴别诊断】

1. 甲状腺相关眼病

2. 上斜肌肌鞘综合征

3. 眼外肌广泛纤维化综合征

【治疗】

1. 非手术治疗　药物治疗、正位视训练、三棱镜矫正。

2. 手术治疗　眶壁骨折复位术、斜视矫正术,目的是解除眼球运动限制。

【预后与随访】

有望改善正前方和下方视野复视,部分改善代偿头位;但眼外肌的功能、眼球运动多不能改善。

第五节　弱视

一、定义

视觉发育期,由于单眼斜视、屈光参差、形觉剥夺或双眼高度屈光不正等异常视觉经验,造成单眼或双眼最佳矫正视力低于正常,或双眼视力相差 2 行以上,视力较低的眼为弱视眼,临床检查无可见的器质性病变,经恰当治疗后视力可以提高或完全恢复。

二、分类

1. 斜视性弱视　由单眼性斜视引起,非注视眼为弱视眼。

2. 屈光不正性弱视　为双侧性,发生于未配戴过矫正眼镜的高度屈光不正患者,双眼视力相等或接近。

3. 屈光参差性弱视　双眼球镜屈光度相差≥1.5D 或柱镜屈光度相差≥1.0D 时有弱视发生的危险因素,屈光度数较高眼形成弱视眼。

4. 形觉剥夺性弱视　在婴幼儿期由于屈光间质混浊,上睑下垂遮挡瞳孔,不适当地遮盖等形觉剥夺因素引起视功能发育障碍造成的弱视。

三、临床表现

1. 视力低下　对于视力的判断,应参考同年龄段儿童视力发育水平,3 岁儿童应达到 0.5,4 岁儿童达到 0.6,5

岁儿童达到 0.7,6 岁儿童达到 0.8 以上。

2. 拥挤现象　是对单个字体的识别能力比对同样大小但排列成行的字体的识别能力要高得多,在对弱视患儿进行视力检查中,注意采用单个视标进行视力检查时有假性视力提高的可能。

3. 注视异常　对于重度弱视的患儿,由于黄斑固视能力差,常以黄斑旁的网膜代替黄斑作注视点,检眼镜检查表现为旁中心注视或黄斑注视。在经过恰当的治疗,视力提高后,非中心注视有转为中心注视的可能。

四、诊断

弱视的诊断并非仅仅依靠视力检查进行判断,需要综合弱视发生的危险因素,如屈光不正、屈光参差、斜视和形觉剥夺等,在正确诊断的同时避免弱视诊断的扩大化。

五、治疗

弱视治疗的关键在于早期发现、早期治疗。

1. 矫正屈光不正　在睫状肌麻痹剂作用下检影验光,矫正存在的具有弱视发生危险的屈光不正。

2. 遮盖疗法　可分为全天遮盖和部分时间遮盖,随着循证医学的发展,越来越多的研究证实,在重度弱视的治疗中,部分时间遮盖与全天遮盖具有相同甚至更好的效果,中度弱视更倾向于采用每天 2 小时遮盖疗法。

3. 压抑疗法　采用正镜片或阿托品压抑健眼,锻炼弱视眼使用,适用于中度弱视,目前"周末阿托品"疗法越来越引起大家的关注,即仅在周末滴用阿托品进行压抑健眼,从而提高了患者的顺应性。

4. 弱视治疗的辅助训练　视觉刺激疗法、CAM 仪,适用于中心注视性弱视;非中心注视性弱视,可采用红色滤光片和海丁格刷法,将非中心注视转为中心注视。

第六节　眼球震颤

婴儿型眼球震颤综合征(先天性眼球震颤)

【概述】

先天性眼球震颤通常在生命的最初几个月发生,并可能有这种疾病的家族病史。先天性眼球震颤患者不被眼球运动困扰,可能会有较差视力,也可有较好视力。视力差可能是由于眼球震颤本身或与传入视觉通路紊乱相关。因此,眼科医生必须明确有无视觉通路受损的证据。在幼儿,检测有无视觉跟踪受损(即检测到眼睛不能追随视觉刺激)或视神经萎缩。这些异常存在时应及时进行神经影像学检查。先天性眼球震颤常发生于眼白化病、色盲、Leber 先天性黑矇和虹膜缺损患者。通常情况应进行电生理测试(ERG,VEP)。

【临床特征】

1. 通常是水平共轭性的,也可为垂直性。

2. 常见急动型,也可为钟摆型。

3. 在所有注视方向,眼震的平面保持不变。

4. 眼震随远距离的注视加剧,集合运动减轻眼震。

5. 可伴有头部摆动或隐斜。

6. 不伴震动幻视。

7. 有中心凹时间,并与视力的好坏相关。

8. 可存在中和带。

9. 睡眠时消失。

【鉴别诊断】

1. 点头状痉挛

2. 前庭性眼球震颤

3. 获得性钟摆样眼球震颤

【治疗】

1. 矫正屈光不正,尽量提高视力。

2. 治疗弱视。

3. 代偿头位可考虑眼肌手术治疗。